Dhein/Worth

Mit Asthma komm ich klar

Die Autoren

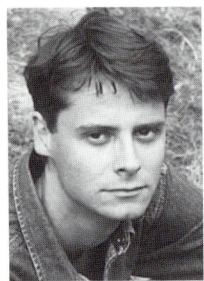

Dr. med. York Dhein (* 1966) ist Internist und arbeitet als Arzt am Klinikum Fürth. Ein wichtiges Interessengebiet ist seit vielen Jahren die Patienten-schulung, am Schulungszentrum der Klinik war er wesentlich an der Ent-wicklung und Evaluation von Schu-lungsprogrammen für erwachsene Asthmatiker und Bronchitiker betei-ligt. Seit 1995 ist er als Trainer an der Durchführung der Train-the-Trainer-Seminare der Deutschen Atemwegsliga für die Ambulante Fürther Asthma-Schulung (AFAS) unter Leitung von Prof. Dr. med. H. Worth beteiligt.

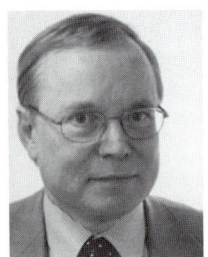

Prof. Dr. med. Heinrich Worth (* 1949) ist Chefarzt am Klinikum Fürth. Er ist In-ternist und Pneumologe und führend in Sachen Asthmaschulung in Deutschland. Unter seiner Feder-führung entstand die NASA-Schulung. Er ist außerdem Vorsitzender der Deutschen Atemwegsliga.

Dr. med. York Dhein
Prof. Dr. med. Heinrich Worth

Mit Asthma komm ich klar

- So bekommen Sie Ihre Erkrankung in den Griff
- Das Begleitbuch zum bundesweiten
  NASA-Schulungsprogramm

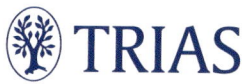

Leserservice:

Wenn Sie Fragen oder Anregungen
zu diesem Buch haben, schreiben Sie uns:
TRIAS Verlag
Postfach 30 05 04
70445 Stuttgart
Oder besuchen Sie uns im Internet unter:
www.trias-gesundheit.de

Umschlaggestaltung:
Cyclus · Visuelle Kommunikation, Stuttgart

Umschlagfotos: Mauritius

Textzeichnungen:
Christiane von Solodkoff

Programmplanung und Lektorat:
Uta Spieldiener

Die Deutsche Bibliothek –
CIP-Einheitsaufnahme

Ein Titeldatensatz für diese Publikation ist
bei Der Deutschen Bibliothek erhältlich.

Gedruckt auf chlorfrei gebleichtem Papier

© 2002 TRIAS Verlag in MVS
Medizinverlage Stuttgart GmbH & Co. KG
Printed in Germany
Satz: Fotosatz H. Buck, Kumhausen
System: Apple Macintosh, QuarkXPress
Druck: Gulde-Druck, Tübingen

ISBN 3-8304-3052-3   1 2 3 4 5 6

Zu diesem Buch

Noch ein Asthma-Buch? Ja, und zwar ein ganz anderes. Wir wollen wichtiges, handlungsrelevantes Wissen vermitteln, dass Ihnen durch den Alltag hilft. Und es ist bewusst ein kurz gefasstes Buch, das sich auf das Wesentliche beschränkt. Wenn Sie wissen wollen, in wie viele Segmente die Lunge aufgeteilt ist, dann benötigen Sie ein anderes Buch. Wenn es Ihnen hingegen wichtig ist, welche Medikamente Sie im Notfall brauchen oder welche Nebenwirkungen das Kortison zum Inhalieren hat, dann haben Sie richtig gewählt. Denn wir wollen, dass Sie Ihr Asthma besser in den Griff bekommen und mehr Sicherheit im Umgang mit der Erkrankung gewinnen.

Der Inhalt des Buches orientiert sich an dem neuen Nationalen Ambulanten Schulungsprogramm für erwachsene Asthmatiker (NASA). Dieses Schulungsprogramm ist eine gemeinsame Grundlage in der Vielfalt der bisher verfügbaren Programme. Ermöglicht wurde es durch die Zusammenarbeit des Bundesverbandes der Pneumologen Deutschlands, der Deutsche Atemwegsliga und der Sektion Prävention und Rehabilitation der Deutschen Gesellschaft für Pneumologie.

Längst ist die Patientenschulung unverzichtbarer Bestandteil jeder erfolgreichen Asthmatherapie. Nur der Asthmatiker, der sich aktiv mit seiner Erkrankung beschäftigt, die Erkrankung selbständig kontrolliert und zusammen mit seinem Arzt die Behandlung an die häufig wechselnde Schwere der Erkrankung anpasst, kann Notfälle vermeiden und mehr Lebensqualität gewinnen.

Ihre aktive Mitarbeit ist jetzt gefordert. Viel Freude und Erfolg mit diesem Buch. Wichtig ist uns auch Ihre Meinung: Schreiben Sie uns, wir sind für Anregungen und Kritik gleichermaßen dankbar.

Die Autoren, im Juli 2002

1 Asthma – das sollten Sie wissen

Die Erkrankung Asthma schränkt Sie tagtäglich in Ihrem Wohlbefinden und in Ihrer Leistungsfähigkeit ein. Dieses Buch wird Ihnen helfen, im Alltag besser damit umzugehen. Um das Asthma erfolgreich zu behandeln, reichen gute Medikamente und verständige Ärzte allein nicht aus, sondern Sie müssen aktiv einen Teil der Behandlung und der Kontrolle Ihrer Erkrankung selbst übernehmen.

Asthma – ein ständiges Auf und Ab der Beschwerden.

Fünf handfeste Dinge wollen wir mit unserem Buch erreichen:

● Verbesserung Ihres Wissens über die Krankheit: Entscheidend ist hier nicht das theoretische Wissen, sondern vor allem das praxisrelevante Wissen. Oder einfacher gesagt: Was tue ich in welcher Situation? Entscheidend für den Erfolg ist es auch, das theoretisch Erlernte in die Praxis umzusetzen.

Mehr wissen über Asthma.

● Akzeptieren der Erkrankung als lebenslangen Begleiter: Das Asthma, das werden wir später noch besprechen, ist eine chronische, das heißt lebenslange Erkrankung. Je früher Sie akzeptieren, dass diese Erkrankung Sie »lebenslänglich« begleitet, um so einfacher wird es für Sie.

Die Erkrankung akzeptieren.

● Mehr Sicherheit im Umgang mit Asthma: Das Asthma ist, so sagen viele Asthmatiker, wie eine Achterbahn: Mal geht es auf, mal ab. Sie müssen jede Verschlechterung rechtzeitig erkennen, indem Sie die Erkrankung konsequent kontrollieren: Wir zeigen Ihnen, wie einfach dies geht.

● Erlernen einer ärztlich kontrollierten Selbstmedikation: Bei einer so variablen Erkrankung ist nur verständlich,

Die Asthmamedikamente anpassen.

1

dass sich auch die Zusammenstellung und die Dosierung Ihrer Medikamente ändert. Denn wenn es Ihnen besser geht, benötigen Sie weniger Medikamente; umgekehrt muss die Medikation gesteigert werden, wenn sich eine Verschlechterung ankündigt. Die Medikamente können Sie selbständig, nach dem schriftlichen Plan Ihres Arztes, anpassen.

Keine Angst vor dem Notfall.

● Sicheres Reagieren im Notfall ohne Angst: Geschulte Asthmatiker, das haben Studien eindrucksvoll belegt, haben seltener Anfälle, und falls doch, dann weniger ausgeprägt. Wenn es doch einmal so weit kommt, müssen Sie und Ihre Angehörigen wissen, was zu tun ist.

Schulung ist nicht »Schule«: So steigern Sie den Erfolg einer Schulung

- Denken Sie nicht an Ihre vielleicht nicht immer guten Erfahrungen in der Schule zurück. Die Asthmaschulung ist etwas anderes, denn hier sind Sie freiwillig, um etwas zu lernen.
- Fragen Sie, wenn Sie etwas nicht verstehen, denn die Schulung ist ja für Sie. Und fragen Sie auch, was Ihnen jetzt das Wissen für den Alltag bringt, wie Sie es praktisch umsetzen können.
- Teilen Sie dem Schulenden auch Ihre Erwartungen mit, damit die Schulung nicht ins Leere geht.
- Bringen Sie Ihre Asthmamedikamente mit, damit Sie Wirkungen und Nebenwirkungen kennen lernen.
- Ihre Angehörigen sind in jeder Stunde willkommen, besonders dann, wenn das Vorgehen im akuten Asthmaanfall besprochen wird.

Anzeichen eines Asthmaanfalls

Das wesentliche Kennzeichen dieser Erkrankung ist die Atemnot, die typischerweise anfallsartig auftritt. Das können viele, die diese Erkrankung nicht haben, schwer nachvollziehen. Ein einfaches, aber eindrucksvolles Beispiel verdeutlicht Nicht-Asthmatikern das Gefühl der Atemnot: Wenn man einige Zeit versucht, durch einen Strohhalm zu atmen, kann jeder das nachvollziehen, was Sie während eines Asthmaanfalls verspüren.

Das Asthma ist noch durch weitere, gerade im Anfall typische Beschwerden gekennzeichnet:

- Atemnot, die typischerweise anfallsartig auftritt,
- Husten,
- glasig-zäher Auswurf und
- Geräusche beim Ausatmen: z. B. Pfeifen und Brummen.

Asthma – eine moderne Erkrankung?

Das Wort »Asthma« kommt aus dem Griechischen und bedeutet »Keuchen«. Der Begriff wurde durch Hippokrates von Kos (460–375 v. Chr.) geprägt, der das Asthma als eine Erkrankung mit erschwerter, schneller Atmung beschrieb, die durch Schleim verursacht wird, der aus dem Gehirn in die Lunge läuft und dort die Lichtungen verstopft. Hippokrates beschreibt zwar ziemlich genau die Beschwerden eines Asthmatikers, aber über die Ursache der Erkrankung wissen wir heute mehr. Wie häufig ist Asthma eigentlich? Die Häufigkeit der Erkrankung Asthma bronchiale ist abhängig vom Lebensalter. Bei den Kindern ist die Häufigkeit am größten, hier ist jedes zehnte Kind betroffen. Unter den Erwachsenen hingegen finden sich ca. 5 % Asthmatiker. In Zahlen heißt das: In Deutschland gibt es zwischen 3 und 5 Mio. Asthmatiker. Und weltweit ist die Tendenz steigend.

1

Bevor man diese typischen Veränderungen an der Lunge des Asthmatikers verstehen kann, müssen zunächst Aufgabe und Funktion der Lunge geklärt werden.

Aufbau und Funktion der Lunge

Wie wichtig die Atmung für uns ist, kann man an einem einfachen Beispiel erkennen: Wir können Wochen leben, ohne zu essen, Tage, ohne zu trinken, aber nur wenige Minuten, ohne zu atmen.

Die wichtigste Aufgabe der Lunge ist der Gasaustausch: Sauerstoff wird aus der Luft in das Blut aufgenommen und im Austausch wird Kohlendioxid abgegeben, das im Körper beim Stoffwechsel entsteht.

Am besten atmet man über die Nase ein, denn hier wird die Luft erwärmt, angefeuchtet und gefiltert. Die Luft gelangt dann über den Rachen in die Luftröhre, die sich in zwei Äste, die Hauptbronchien, aufteilt. Diese leiten die Luft in den rechten und linken Lungenflügel. Sie verzweigen sich immer weiter bis in die Lungenbläschen, in denen der Gasaustausch stattfindet. Für den Gasaustausch, d.h. für die lebenswichtige Aufnahme von Sauerstoff und die Abgabe von Kohlendioxid, ist eine große Oberfläche der Lungenbläschen notwendig. Die Lungenbläschen liegen, vergleichbar einem feinen Schwamm, eng nebeneinander. Die menschliche Lunge enthält etwa 300 Mio. Lungenbläschen, die aneinander gereiht eine Fläche von ca. 80–120 m^2 ergeben. Das entspricht etwa der Fläche eines Tennisplatzes und ist 40 mal größer als die Körperoberfläche des Menschen.

Luft zum Leben

Ein Liter Luft enthält nur zu einem Fünftel den lebenswichtigen Sauerstoff. Zum Leben benötigen wir viel Luft, rund 15.000 Liter schleusen wir davon pro Tag durch unsere Lunge. So viel wie in einen Fesselballon passt.

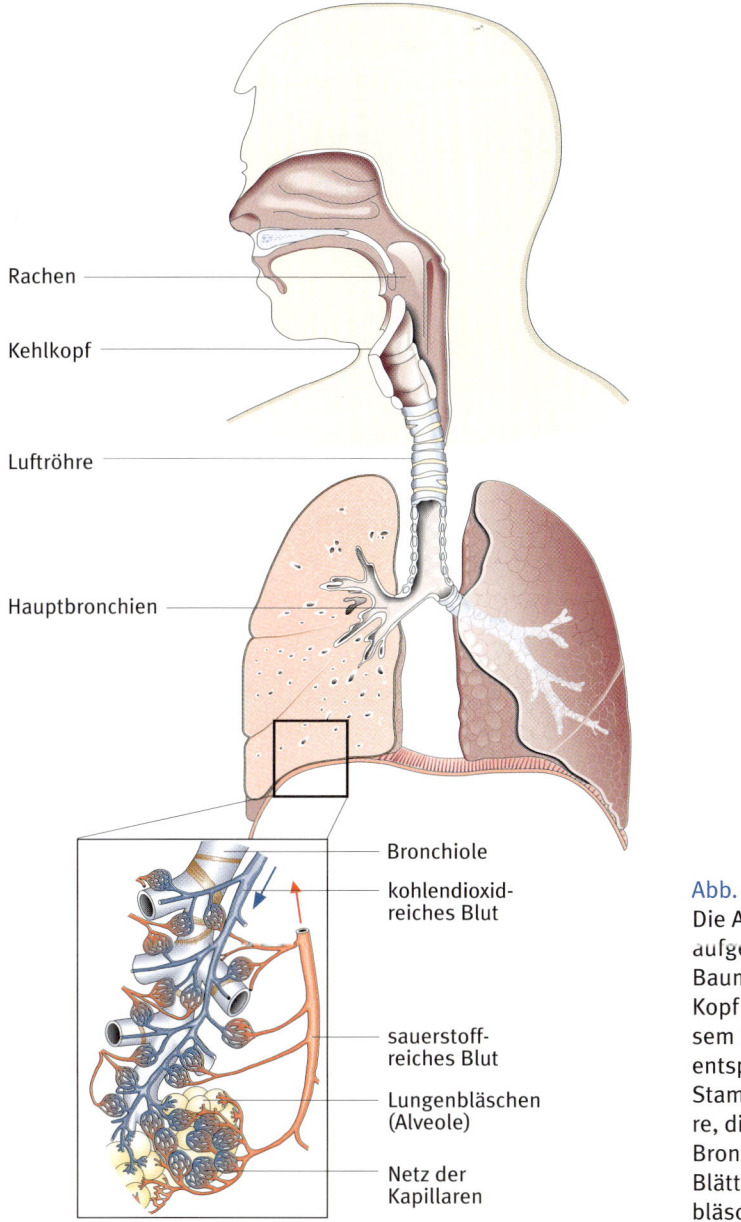

Rachen

Kehlkopf

Luftröhre

Hauptbronchien

Bronchiole

kohlendioxid-
reiches Blut

sauerstoff-
reiches Blut

Lungenbläschen
(Alveole)

Netz der
Kapillaren

Abb. 1:
Die Atemwege sind
aufgebaut wie ein
Baum, der auf dem
Kopf steht: Bei die-
sem Bronchialbaum
entsprechen der
Stamm der Luftröh-
re, die Äste den
Bronchien und die
Blätter den Lungen-
bläschen.

1

Veränderungen der Atemwege beim Asthma bronchiale

Die Atemwege des Asthmatikers sind verengt: verkrampfte Muskulatur, geschwollene Schleimhaut, zäher Schleim.

Um die Erkrankung Asthma zu verstehen, müssen die Veränderungen in der Lunge des Asthmatikers genauer betrachtet werden. Im Querschnitt eines kleinen Atemweges, eines Bronchus, werden schnell die drei wesentlichen Unterschiede zwischen gesunden und den veränderten Atemwegen des Asthmatikers deutlich:

● Verkrampfung der Bronchialmuskulatur: Die Muskulatur der kleinen Atemwege, die normalerweise die Weite der Bronchien reguliert, ist beim Asthmatiker verkrampft, im weiteren Verlauf der Erkrankung sogar verdickt.

● Schwellung der Schleimhaut: Die Schleimhaut kleidet die ganze Lunge wie ein Teppich aus. Die Schleimhaut, die an der Oberfläche mit winzigen Härchen besetzt ist, ist unerlässlich für den Schutz und die Reinigung der Lunge. Beim Asthmatiker ist die Schleimhaut deutlich geschwollen und verdickt. Und das engt die Atemwege zusätzlich ein.

● Vermehrte Bildung eines zähflüssigen Schleimes: Nicht nur, dass die Schleimhaut beim Asthmatiker geschwollen ist, sondern sie produziert im Gegensatz zur gesunden Lunge vermehrt zähen Schleim, der die Lichtungen der Atemwege verstopfen kann.

Warum pfeift es gerade beim Ausatmen und nicht beim Einatmen?

Sicher haben Sie sich schon einmal die Frage gestellt, warum es bei Ihnen im Falle einer Verschlechterung des Asthmas gerade beim Ausatmen pfeift. Für die Einatmung wird im Brustkorb ein Unterdruck aufgebaut, indem sich das Zwerchfell, der wichtigste Atemmuskel, nach unten senkt.

Bronchus eines Gesunden oder stabil eingestellten Asthmatikers

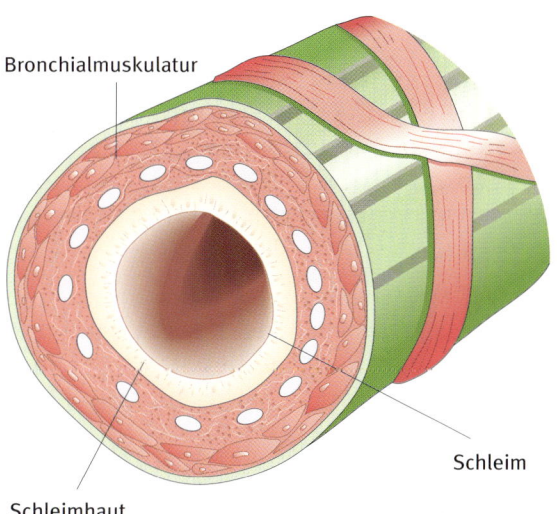

Bronchialmuskulatur

Schleim

Schleimhaut

Bronchus eines instabilen Asthmatikers

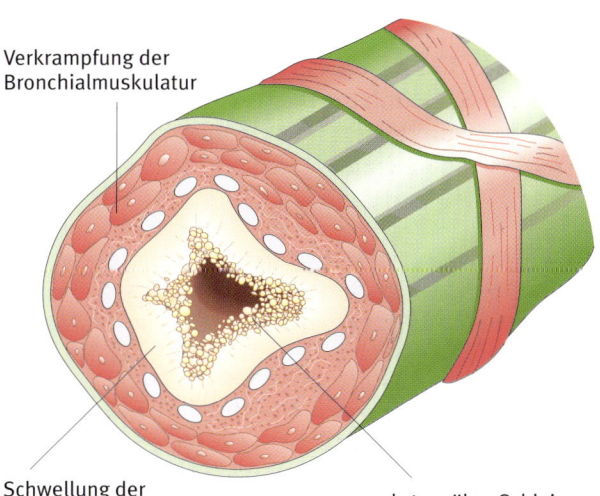

Verkrampfung der
Bronchialmuskulatur

Schwellung der
Schleimhaut

vermehrter zäher Schleim

Abb. 2:
Drei wesentliche
Unterschiede lassen
sich zwischen den
Bronchien eines
Asthmatikers und
eines Gesunden er-
kennen (hier ein
Querschnitt).

1

Außerdem helfen noch weitere Muskeln in den Zwischenräumen der Rippen und im Schultergürtel mit, um den Brustkorb zu erweitern. Im Brustkorb entsteht so Unterdruck und die Luft strömt in die Lunge. Verengte Atemwege, wie beim Asthmatiker, werden bei der Einatmung durch die Dehnung des Lungengewebes sogar noch erweitert. So kommt auf jeden Fall genug Luft in die Lunge.

Das eigentliche Problem ist aber, das wissen Sie aus eigener Erfahrung, die Ausatmung. Hier wird das Volumen im Brustkorb verkleinert: Das Zwerchfell erschlafft und wölbt sich nach oben. Das Volumen im Brustkorb wird verkleinert und die Luft aus der Lunge gedrückt. Für den Asthmatiker beginnt jetzt das eigentliche Problem: Die schon verengten Atemwege werden noch enger durch den Druck des Lungengewebes von außen. Die Luft kann kaum noch aus der Lunge strömen, es kommt zu den typischen Geräuschen wie Pfeifen und Brummen. Bei schweren Anfällen können die Atemwege auch kollabieren, und Luft verbleibt trotz Ausatmung in der Lunge. Die Folge dieser Überblähung ist, dass man sich regelrecht »aufgepumpt« fühlt.

In dieser Situation muss man etwas tun, was zunächst widersinnig erscheint. Dem erhöhten Druck im Brustkorb wird ein erhöhter Druck in den Atemwegen entgegengesetzt, indem man gegen den Widerstand der Lippen ausatmet. Mit dieser Methode, der dosierten Lippenbremse, wird der Kollaps der Atemwege bei der Ausatmung verhindert. Die »dosierte Lippenbremse« ist einfach: Sie atmen aus gegen die locker aufeinander liegenden Lippen. Um sie gerade bei Atemnot ohne Mühe und Anstrengung anwenden zu können, müssen Sie die »dosierte Lippenbremse« regelmäßig trainieren (siehe S. 78).

Jetzt drängt sich natürlich die Frage auf, warum es gerade beim Asthmatiker zu diesen Veränderungen in den Atemwegen kommt. Noch gar nicht so lange weiß man, dass die

1

Ursache des Asthmas eine chronische, d. h. dauerhafte Entzündung der Atemwege ist. Diese Entzündung ist nicht zu vergleichen mit einer akuten Veränderung im Rahmen eines Infektes. Sie wurde irgendwann einmal durch Allergien oder wiederholte Infekte ausgelöst, aber dann hat sie sich verselbständigt und mittlerweile ist sie ein »Selbstläufer«. Diese Entzündung ist beim Asthmatiker in unterschiedlicher Ausprägung immer vorhanden, sie begleitet ihn lebenslang. Bildlich kann man die entzündete Schleimhaut in den Bronchien mit einem Sonnenbrand vergleichen, nur dass diese Entzündung immer fortbesteht.

Asthma ist eine chronische Entzündung der Bronchien.

Die Folge dieser Entzündung ist eine Überempfindlichkeit der Atemwege auf unterschiedliche Reize, wie z. B. Allergene. Man spricht auch von einem überempfindlichen oder hyperreagiblen Bronchialsystem. Bisher gibt es keine Medikamente, die diese Entzündung in den Bronchien vollständig heilen können. Diese Nachricht klingt zunächst schlecht, aber es gibt mittlerweile genug wirkungsvolle und nebenwirkungsarme Medikamente, die Ihnen, wenn man sie richtig einsetzt, ein nahezu uneingeschränktes Leben ermöglichen, indem sie die Entzündung gut im Griff halten.

Asthma ist nicht heilbar, aber mit wirkungsvollen Medikamenten gut zu behandeln.

Ist das Asthma vererbbar?

Das Asthma ist sicher keine klassische Erbkrankheit, die strengen Regeln folgt wie die Bluter-Krankheit oder die Rot-Grün-Blindheit. Dennoch gibt es für das Asthma eine familiäre Häufung. Es wird offensichtlich die Bereitschaft weitervererbt, ein Asthma bronchiale im Laufe des Lebens zu entwickeln. Je mehr Elternteile selbst Asthmatiker sind, desto höher ist die Wahrscheinlichkeit für das Kind. Ob aus dieser Veranlagung tatsächlich ein Asthma wird, entscheiden verschiedene äußere Gegebenheiten wie Umwelteinflüsse oder häufige Atemwegsinfekte.

1

Die zwei Wirkprinzipien der Asthmamedikamente: atemwegserweiternd und antientzündlich.

Die typischen Veränderungen in den Bronchien eines Asthmatikers kennen Sie jetzt. Daraus ergibt sich, welche Eigenschaften wirkungsvolle Medikamente haben müssen:

❶ Die Verkrampfung der Bronchialmuskulatur lösen: Es gibt Wirkstoffe, die krampflösend wirken und so die Atemwege erweitern. Hierzu gehören die Betamimetika und das Theophyllin (Befreier), beide Wirkstoffgruppen werden später noch genauer besprochen (siehe S. 50).

❷ Die Schwellung der Schleimhaut und die vermehrte Sekretbildung verhindern: Hier ist eine entzündungshemmende Substanz unerlässlich. Kortison ist der wirkungsvollste Entzündungshemmer (Schützer), es bekämpft zuverlässig die Entzündung und verringert das Anschwellen der Schleimhaut (siehe S. 59).

> ## Was bedeutet es, eine chronische Erkrankung zu haben?
>
> Die Erkrankung und somit auch die Medikamente werden Sie ein Leben lang begleiten. Daher kann nur eine ernsthafte und dauerhafte Behandlung langfristig Erfolg haben und Ihre Leistungsgrenzen ausweiten. Der Umgang mit der Erkrankung ist ein lebenslanger Prozess: Sie haben verständlicherweise auch schwächere Phasen und von Ihrer Erkrankung gelegentlich die »Nase voll«. Wenn Sie das akzeptieren, kommen Sie schneller an den Punkt, bei allem doch das Beste für die eigene Gesundheit zu tun.

Spätfolgen des Asthma bronchiale

Das Asthma gehört zu den Erkrankungen, die ernst genommen werden wollen. Wenn man es nicht oder nur unzureichend behandelt, kann es mitunter zu ernsten Spätfolgen kommen:

● **»Fixierte« Verengung der Atemwege durch Umbau der Lungenstruktur (»Remodeling«)** Die Entzündung in den Bronchien, die dem Asthma ursächlich zugrunde liegt, führt nicht nur zu den aktuellen Beschwerden wie anfallsartiger Atemnot, Husten und Auswurf. Genauso schwerwiegend sind die Spätfolgen der ungebremsten Entzündung: Es kommt zu einem Umbau der Lungenstruktur, in deren Folge die Einengung der Atemwege nicht mehr zurückgebildet werden kann.

Aus dem flexiblen Schlauch der Bronchien, die mal eng und mal weit sind, wird ein starres und enges Rohr.

● **Chronische Überlastung des rechten Herzens (Rechtsherzschwäche)** Das Herz hat die Aufgabe, das sauerstoffarme Blut, das aus dem Körper über die Venen zur rechten Herzkammer zurückfließt, in die Lunge zu pumpen. Dort findet in den Lungenbläschen der Gasaustausch statt. Das sauerstoffreiche Blut fließt nun wieder zum Herzen zurück und wird von der linken Herzkammer mit hohem Druck durch die Arterien in den Körper gepumpt. Wie Sie jetzt schon wissen, kann das Asthma bei einem schweren Krankheitsverlauf zu einer Zerstörung der Lungenstruktur führen: Aber es verändern sich nicht nur die kleinen Atemwege und die Lungenbläschen, sondern auch die Blutgefäße in der Lunge. In der Folge steigt der Gefäßwiderstand in der Lunge und die rechte Herzkammer muss gegen einen erhöhten Druck arbeiten. Zunächst ist das für das Herz kein Problem, aber im weiteren Verlauf kann sich durch diese Überlastung eine Rechtsherzschwäche entwickeln (Cor pulmonale). Wenn die rechte Herzkammer überlastet ist, »staut« sich das Blut vor dem Herzen: Geschwollene Knöchel (Ödeme) können ein erstes Zeichen dieser Rechtsherzschwäche sein. Allerdings können Knöchelödeme auch viele andere Ursachen haben und bedürfen immer einer ärztlichen Abklärung.

Umbau der Lunge und Rechtsherzschwäche können Spätfolgen des Asthmas sein.

Aber keine Angst: Diese Spätfolgen der Erkrankung treten nicht oder zumindest nicht in dieser Ausprägung auf, wenn man die Erkrankung ernst nimmt und das Asthma konsequent behandelt.

1

Nur die richtige Diagnose führt zur richtigen Therapie

Viele andere Erkrankungen verursachen ähnliche Krankheitszeichen wie das Asthma: Die Atemnot als führendes Symptom findet sich z. B. auch bei der Herzschwäche oder bei der chronisch obstruktiven Bronchitis. In diesen Fällen wäre eine Asthmabehandlung unzureichend oder sogar falsch. Deshalb steht am Anfang einer optimalen Therapie immer die richtige Diagnose. Hier müssen Hausarzt, Internist und Lungenfacharzt Hand in Hand arbeiten, um die Diagnose korrekt zu stellen.

Abb. 3:
Lungenfunktions-
geräte – entschei-
dend für die richtige
Diagnose:
Spirometer (links)
und Bodyplethys-
mograph (mitte).
(Quelle: Erich Jäger,
Würzburg)

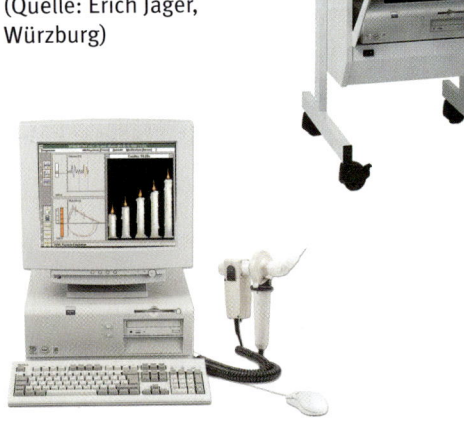

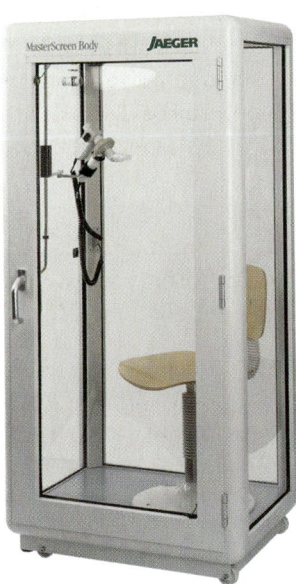

Auslöser von Atemnot

Jeder Asthmatiker, das wissen Sie nur zu gut, hat sein »eigenes« Asthma. Und dazu gehört, dass jeder eine individuelle Auswahl von Reizen hat, die aufgrund der Überempfindlichkeit der Atemwege zu Atemnot oder sogar zu Anfällen führen können. Es gibt eine unüberschaubare Vielzahl von Auslösern oder Verstärkern von Atemnot. Einige Wichtige haben wir hier zusammengestellt:

● **Allergische Reize:** u. a. Hausstaubmilbenkot, tierische Allergene (z. B. Speichel, Haare), Pollen, Schimmelpilze, Bettfedern, Nahrungsmittel, Nahrungsmittelzusatzstoffe, berufliche Allergene (z. B. Mehl, Backhilfsstoffe).

● **Nicht-allergische Reize:**

- chemische Reize: u. a. Haushaltsreiniger, Autoabgase, Körperpflegemittel, Sprays (Haarsprays), Farben und Lacke, Dunst (Kochen, Braten), Tabakrauch, ätherische Öle, Medikamente (siehe S. 22).
- sonstige Reize: u. a. Infekte, Wettereinflüsse (Kälte, Wärme), körperliche und seelische Belastung, Stress, Sprechen, Singen, Lachen, Weinen, Husten, Hormone.

Zwar reagiert jeder Asthmatiker auf unterschiedliche Reize mit Atemnot. Die Konsequenz ist aber für alle gleich: Wenn die Auslöser von Atemnot bekannt sind, sollte man sie, wenn möglich, meiden.

Die Auslöser der Atemnot, wenn möglich, vermeiden.

Wenn man aber ein ganz normales Leben führen will, ist es unmöglich, allen potentiellen Auslösern von Atemnot immer aus dem Weg zu gehen. Daher muss man die Entzündung behandeln, die für die Überempfindlichkeit der Atemwege verantwortlich ist. Wenn dann ein Reiz auf stabile Atemwege trifft, tritt der Anfall nicht oder weniger stark auf.

Ein Beispiel verdeutlicht das: Wenn Sie bereits seit Tagen zunehmend Luftnot verspüren, weniger körperlich belast-

1

Die Entzündung
beim Asthma konse-
quent behandeln.

bar sind und mehr Medikamente benötigen, dann kann ein einfacher Auslöser bei Allergikern, z. B. eine Katze, zu einem schweren Anfall führen. Sind hingegen die Atemwege stabil, dann macht Ihnen der Besuch der Katze nichts aus.

Immer wieder wird der Einfluss der Psyche auf das Asthma diskutiert. Asthma ist eine körperliche Erkrankung, das ist unbestritten. Es gibt auch keine »Asthma-Persönlichkeit«,

Medikamente: Auslöser von Asthmaanfällen.

● Beim »Aspirin-Asthma« können Medikamente gegen Schmerzen, Fieber, Entzündungen und rheumatische Beschwerden zu Atemnot führen. Der bekannteste und gebräuchlichste Wirkstoff aus dieser Gruppe ist die Acetylsalicylsäure (Abkürzung: ASS), weitere Wirkstoffe sind Metamizol, Indometacin, Piroxicam oder Diclofenac. Wer einmal auf ein Schmerzmittel mit Atemnot reagiert hat, muss in Zukunft diesen Wirkstoff meiden. Wer bisher Schmerzmittel problemlos vertragen hat, kann diese auch weiter bei Bedarf einnehmen.
● Beta-Rezeptorenblocker: Die Beta-Rezeptorenblocker, auch kurz »Beta-Blocker« genannt, werden zur Behandlung des Bluthochdrucks und von Herzerkrankungen eingesetzt. Sie dürfen bei Asthmatikern nicht verwendet werden, da sie die »Beta-Schlösser« der Atemwege blockieren und somit schwere Asthmaanfälle auslösen können. Vorsicht ist auch bei Augentropfen zur Behandlung des krankhaft erhöhten Augeninnendruckes (»Grüner Star«) geboten, denn diese können ebenfalls »Beta-Blocker« enthalten.
● Weitere Medikamente: Bei empfindlichen Personen kann jedes Medikament eine Unverträglichkeitsreaktion und somit Atemnot auslösen. Besonders häufig geschieht dies bei Antibiotika oder auch Lokalanästhetika, die z. B. beim Zahnarzt zur örtlichen Betäubung benutzt werden.

wie bei einigen Herzerkrankungen, aber dennoch beeinflussen seelische Faktoren wesentlich die Stabilität der Erkrankung. Umgekehrt hat auch die Stabilität des Asthmas einen Einfluss auf die Psyche, denn wer kann seelisch ausgeglichen sein, wenn die Beschwerden des Asthmas im Vordergrund stehen.

Asthma und Psyche beeinflussen sich gegenseitig.

1

Vier Grundsätze der Behandlung

Wenn Sie Ihre Erkrankung erfolgreich behandeln wollen, müssen Sie selbst aktiv mitwirken. Wir wissen mittlerweile, dass Arztbesuche und wirksame Medikamente allein zur Behandlung des Asthmas nicht ausreichen, um die Erkrankung dauerhaft in den Griff zu bekommen. Nur wenn Sie selber aktiv werden und Verantwortung übernehmen, können Sie trotz der Erkrankung unbeschwert am Leben teilnehmen und zudem das Fortschreiten des Asthmas verhindern.

Aktiv die Erkrankung anpacken: Auslöser meiden, Erkrankung kontrollieren, konsequent medikamentös behandeln, Atemtherapie einsetzen.

Das Asthma lässt sich bis heute trotz moderner Diagnostik und Therapie nicht heilen, aber die Beschwerden lassen sich durch eine konsequente Behandlung deutlich lindern. Sie müssen also akzeptieren, dass diese Erkrankung Ihr lebenslanger Begleiter ist. Nach heutiger Ansicht gibt es vier Grundsätze einer erfolgreichen Therapie:

❶ **Vermeidung von Auslösern und Verstärkern der Atemnot** (siehe S. 21):

Jeder kennt »sein« Asthma und weiß, welche Auslöser von Atemnot gemieden werden müssen.

❷ **Selbstkontrolle der Erkrankung** (siehe S. 31):

Aus Ihrer eigenen Erfahrung wissen Sie, dass das Asthma durch eine Schwankung der Beschwerden gekennzeichnet ist. Daher ist es wichtig, die Erkrankung zu kontrollieren, um rechtzeitig reagieren zu können.

1

Medikamente: zuverlässig einnehmen, rechtzeitig anpassen.

❸ **Konsequente medikamentöse Therapie** (siehe S. 46):

- Kenntnis der Medikamente: Sie müssen Ihre Medikamente kennen mit Wirkungen und Nebenwirkungen. Nur so wissen Sie, auf welches Medikament Sie sich im Notfall verlassen können.
- Konsequente medikamentöse Therapie: Die medikamentöse Therapie muss strikt eingehalten werden, dies gilt besonders für die entzündungshemmende Therapie in beschwerdefreien Zeiten.
- Selbständige, ärztlich kontrollierte Dosisanpassung der Medikamente an den Schweregrad der Erkrankung: Das Asthma ist gekennzeichnet durch ein Auf und Ab der Beschwerden. Folglich muss sich auch die Therapie anpassen: Sie führen die Dosisanpassung der Medikamente selbstständig nach einem schriftlichen Plan durch, den Ihr Arzt individuell zusammenstellt.
- Schriftlicher Notfallplan: Jeder hat Angst vor einem Notfall. Deshalb müssen Sie und Ihre Angehörigen wissen, was im Notfall zu tun ist.

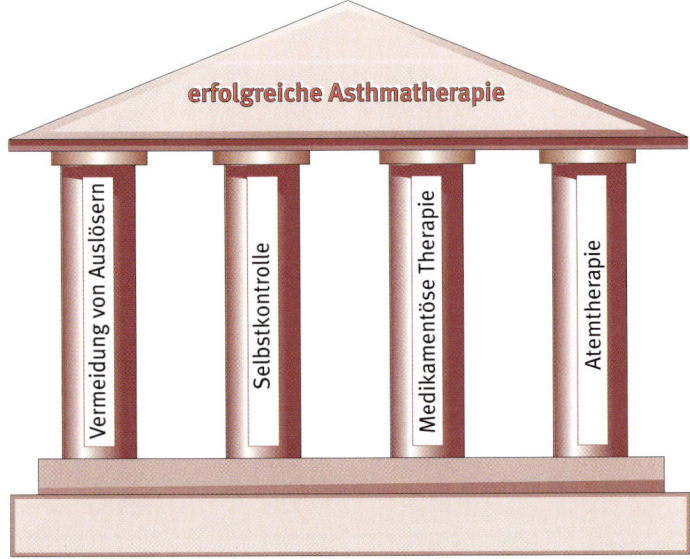

Abb. 4:
Vier Säulen der Therapie.

❹ Atemtherapie (siehe S. 78):

Die Basismaßnahmen der Atemtherapie wie »dosierte Lippenbremse« und atemerleichternde Körperstellungen sind gerade im Notfall unerlässlich.

Leider kann man die Atemtherapie nicht durch das Lesen eines Buches erlernen, wir können hier nur einen kurzen Einblick geben.

1

2 Allergien – häufiger Asthmaauslöser

Was ist eine Allergie?

Der Begriff »Allergie«, der 1906 von dem Wiener Kinderarzt Clemens von Pirquet geprägt wurde, beschreibt eine übertriebene Abwehrreaktion des Körpers.

Der Begriff »Allergie« ist mittlerweile in aller Munde, doch ist häufig nicht klar, was sich genau dahinter verbirgt. Immer wenn ein Fremdstoff in den Körper eindringt, ist es die Aufgabe des körpereigenen Immunsystems, den Eindringling abzuwehren. Bei einer Allergie kommt es zu einer überschießenden Reaktion, denn an sich harmlose Stoffe (Allergene), wie z. B. Pollen, führen zu einer heftigen Reaktion des Körpers.

Im Zentrum der allergischen Reaktion stehen die Mastzellen: Diese Körperzellen schütten, über Antikörper vermittelt, bei einem Allergenkontakt das Histamin aus. Diese Substanz verursacht im Wesentlichen die allergische Reaktion, die individuell unterschiedlich ausfällt: z. B. Juckreiz, Ausschlag, tränende Augen, Anschwellen der Nasenschleimhaut oder auch Atemnot wie beim Asthma.

Allergie-Diagnostik gehört in die Hand eines Spezialisten.

Wenn der Verdacht auf eine Allergie besteht, muss ein Spezialist (Allergologe) zu Rate gezogen werden. Eine allergologische Untersuchung beginnt üblicherweise mit einer ausführlichen Erhebung der Krankengeschichte, denn man versucht zunächst, zeitliche und örtliche Zusammenhänge herzustellen, um die Vielzahl der allergieauslösenden Stoffe einzugrenzen.

Hauttests folgen als einfache und harmlose Suchtests, um die Menge der möglichen Allergene weiter einzugrenzen. Ergänzend kommen Blutuntersuchungen hinzu, in denen erhöhte Antikörperspiegel gegen bestimmte Allergene nachgewiesen werden können. Letztendlich erbringt aber nur ein Provokationstest den Beweis, ob ein verdächtiges Allergen auch wirklich Atemnot auslöst: Bei dieser Untersuchung wird das Allergen inhaliert, gleichzeitig wird mittels Lungenfunktion gemessen, ob es zu einer Einengung der Atemwege kommt. Dieser Test birgt aber das Risiko eines gefährlichen Asthmaanfalls, er gehört daher nur in die Hand eines erfahrenen Spezialisten und ist besonderen Fragestellungen vorbehalten.

Die Allergiediagnostik geht Schritt für Schritt vor.

2

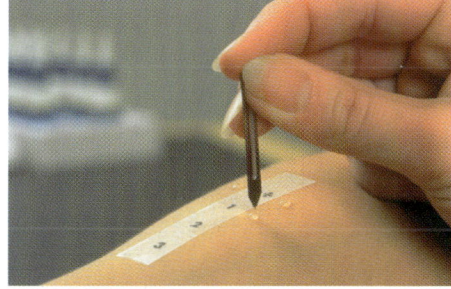

Saisonunabhängige und saisonale Allergien

Um bei der Vielzahl der Allergien nicht den Überblick zu verlieren, unterscheidet man die Allergien nach dem zeitlichen Auftreten. Die saisonunabhängigen Allergien kommen das ganze Jahr hindurch vor, während die saisonalen Allergien nur zu bestimmten Jahreszeiten auftreten.

Abb. 5:
Der Hauttest (Pricktest) gibt Hinweise auf die Auslöser einer Allergie.

Eine häufige, das ganze Jahr vorkommende Allergie hat die Hausstaubmilbe als Verursacher. Dabei ist die Hausstaubmilbe, die zu der Gruppe der winzigen Spinnentiere gehört, nicht selbst das Allergen, sondern Bestandteile ihres Kots. Die Milben leben von menschlichen Hautschuppen und kommen dort gehäuft vor, wo wir am meisten davon verlieren: also im Bett, auf Teppichböden und Polstermöbeln. Dabei sind die Milben durchaus wählerisch, denn sie haben hohe Ansprüche an ihre Umgebung: sie lieben es feucht (70-75 % Luftfeuchtigkeit) und warm (25-28 Grad Celsius).

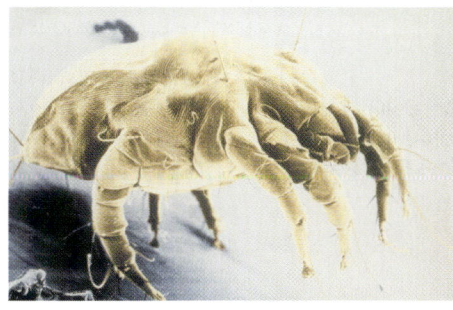

Abb. 6:
Kleine Milben – große Wirkung.

Mit einfachen Maßnahmen kann man die Anzahl der unerwünschten Mitbewohner in der Wohnung verringern:

- Bettsanierung: Matratzen- und Bettzeugumhüllung (Encasing), waschbare Kopfkissen und Bettdecke (Waschen bei 60 °C).
- Schlafzimmer: kein Teppich, tägliches Lüften, kühl und trocken halten, keine Tiere, keine Luftbefeuchter oder Klimaanlagen.
- Wohnung: niederflorige Teppiche, ggf. wischbare Böden, Staubfänger (Vorhänge, Bücherregale) meiden, häufiges Lüften.

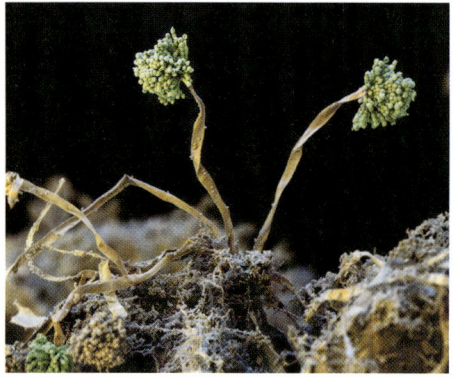

Abb. 7:
Schimmelpilzsporen
(Quelle: Eye of
science).

Weitere Verursacher von ganzjährigen Allergien, allerdings mit saisonaler Verstärkung sind die Schimmelpilze bzw. deren Sporen. Sie benötigen zum Wachstum Feuchtigkeit, daher finden sie sich bevorzugt in schlecht belüfteten Räumen (z. B. Keller, Gartenhäusern, Badezimmern), in Blumentöpfen und Hydrokulturen sowie in schlecht gewarteten Klimaanlagen. Häufig verbergen sie sich auch hinter Tapeten oder eingebauten Möbeln, bevorzugt an kühleren Gegenständen (z. B. Außenmauern), an denen sich Feuchtigkeit niederschlägt.

Aber auch den Schimmelpilzen kann man mit wenig Aufwand zu Leibe rücken: regelmäßig lüften, Blumentöpfe verbannen, für eine Luftzufuhr hinter Möbeln sorgen, die an Außenwänden stehen, keine Luftreinigungs- oder Klimaanlagen einsetzen.

Nicht zu vergessen sind die Tiere als Auslöser von jahreszeitlich unabhängigen Allergien: Hier kommt besonders der Katze eine wesentliche Bedeutung zu, gefolgt von Nagetieren (z. B. Meerschweinchen), seltener Hunden oder anderen Vierbeinern wie Pferden.

Das einzig Vernünftige ist, und davor fürchtet sich jeder, der sein Haustier lieb gewonnen hat, die Trennung von

2

dem Tier. Wenn dieser Schritt zunächst schwer fällt, was nur verständlich ist, gibt es einige Ratschläge: Das Tier aus Bett und Schlafzimmer fernhalten, die Lagerstätte des Tieres regelmäßig reinigen, Fellpflege im Freien und von anderen durchführen lassen, zudem das Tier so oft wie möglich ins Freie lassen.

Tierhaarallergie: Wenn alles nichts hilft, ist die Trennung vom Tier die beste Lösung.

2

Im Gegensatz zu den ganzjährigen Allergien kommen die saisonalen Allergien nur zu bestimmten Jahreszeiten vor. Ein typischer Vertreter ist die Pollenallergie, die je nach der Blütezeit der Pflanze die gefürchteten Beschwerden verursacht: Haselstrauch (Februar), Erle (März), Birke (April), Gräser/Getreide (Mai bis Juli), Wildkräuter (Sommer).

Einige wichtige Ratschläge erleichtern Pollenallergiker das Leben: Informationsdienste über Pollenflug nutzen, nachts nicht mit offenem Fenster schlafen und abends lüften (Pollenflug in den frühen Morgenstunden), Regenwetter wäscht die Pollen aus der Luft, an sonnigen und windigen Tagen alle Tätigkeiten im Freien meiden, Nadelwälder für den Spaziergang bevorzugen, im Auto mit geschlossenem Fenster fahren und einen Pollenfilter nutzen und natürlich bei der Urlaubsplanung an den Pollenflug denken.

Wichtige Tipps für Allergiker: Info-Broschüren, gezielte Beratung durch den Allergologen, Infos von Selbsthilfegruppen.

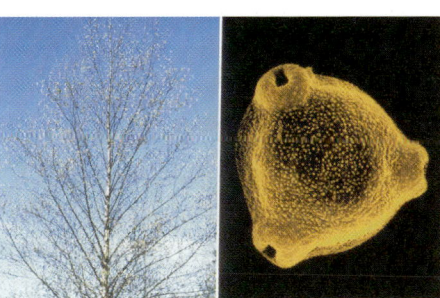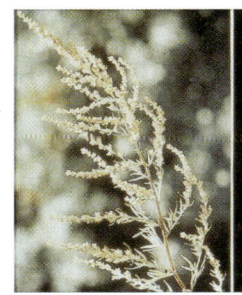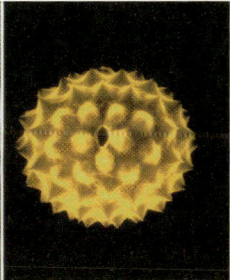

Abb. 8: Pollen sind die wichtigsten Auslöser saisonaler Allergien (links Birkenpollen, rechts Ragmeedpollen).

Hyposensibilisierung

2

Die Allergie-Impfung gewöhnt den Körper an das Allergen.

Einen geläufigen Ratschlag können Sie wahrscheinlich schon nicht mehr hören: Der beste Schutz gegen Allergien ist die Vermeidung des Allergens. Meist ist es aber nicht möglich, den Allergenen vollständig aus dem Weg zu gehen. Eine Möglichkeit, die allergische Reaktion zu vermeiden oder zumindest abzuschwächen, ist die Hyposensibilisierung. Dabei versucht man, den Körper durch eine regelmäßige Gabe allmählich steigender Allergendosen an das Allergen zu gewöhnen. Die Hyposensibilisierung kann bei einigen allergischen Asthmatikern, insbesondere bei Pollen und Milben als Allergen, eine Verringerung der Asthmasymptome, des Medikamentenverbrauchs und der Überempfindlichkeit der Atemwege bewirken.

Die besten Ergebnisse sind bei einer kurzen Dauer der Allergie, einer geringen Zahl von Allergenen und einem Alter des Patienten von weniger als fünfzig Jahren zu verzeichnen. Ob die Hyposensibilisierung für Sie in Frage kommt, müssen Sie mit einem Fachmann, dem Allergologen, besprechen.

3 Selbstkontrolle der Erkrankung: Drei einfache Schritte zum Erfolg

Das Asthma ist häufig durch Schwankungen der Beschwerden gekennzeichnet. Viele Asthmatiker berichten, dass sie sich wie auf einer Achterbahn vorkommen, mal geht es auf, mal ab. Die Folgen sind verständlich: Man wird unsicher im Umgang mit der Erkrankung.

Das ist kein unlösbares Problem: Mit dem Peak-Flow-Meter steht für Asthmatiker ein Frühwarnsystem zur Verfügung, mit dem jeder sicher und frühzeitig Schwankungen in der

Ohne diese drei Dinge verlässt ein Asthmatiker nicht das Haus, diese passen in jede noch so kleine Handtasche: Tagebuch, Peak-Flow-Meter, Notfallspray.

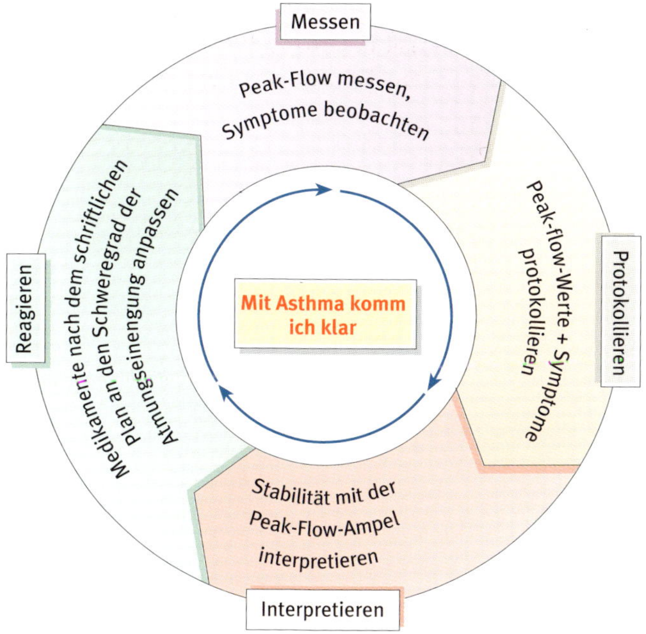

Messen

Peak-Flow messen, Symptome beobachten

Peak-flow-Werte + Symptome protokollieren

Protokollieren

Mit Asthma komm ich klar

Reagieren

Medikamente nach dem schriftlichen Plan an den Schweregrad der Atmungseinengung anpassen

Stabilität mit der Peak-Flow-Ampel interpretieren

Interpretieren

Abb. 9:
»Das Asthma im Griff«: Messen – Protokollieren – Interpretieren – Reagieren.

3

Stabilität der Atemwege erkennen kann, um dann die Medikamente entsprechend anzupassen.

Mit drei einfachen Schritten bekommen Sie Ihr Asthma in den Griff:

❶ Messen: Regelmäßig mit dem Peak-Flow-Meter die Weite der Atemwege bestimmen.
❷ Protokollieren: Die Peak-Flow-Werte und die Symptome zuverlässig im Asthma-Tagebuch protokollieren.
❸ Interpretieren: Mit dem Ampel-System die Peak-Flow-Werte bewerten.

Erster Schritt: Den Peak-Flow messen

Das Peak-Flow-Meter wurde bereits 1959 in London entwickelt.

Problematisch ist, dass das Gefühl »Atemnot« oft nicht das wirkliche Ausmaß der Einengung der Bronchien wiedergibt. Neben der wirklichen Einengung der Atemwege fließen auch Ängste, Unsicherheit, die aktuelle Situation, Krankheitserfahrungen und vieles mehr ein. Studien haben belegt, dass mehr als ein Drittel der Asthmatiker erst dann Atemnot empfinden, wenn die Einengung der Atemwege bereits kritisch ist. Dies gilt besonders für Asthmatiker mit einer langen Erkrankungsdauer.

Abb. 10:
Peak-Flow-Meter
(mechanisch, elektronisch)

Die Lösung: Das Peak-Flow-Meter ist ein »Frühwarngerät«, das rechtzeitig Schwankungen in der Stabilität der Atemwege erkennt. Das einfache mechanische Gerät misst objektiv die Weite der Atemwege. »Peak flow« ist das englische Wort für Spitzenfluss, das Gerät bestimmt die maximale Strömungsgeschwindigkeit während der Ausatmung (Einheit: Liter pro Minute). Mit dieser »kleinen« Lungenfunktion können Sie zuverlässig zu jeder Zeit und an jedem Ort die Weite Ihrer Atemwege bestimmen. Andere chronisch Kranke haben auch

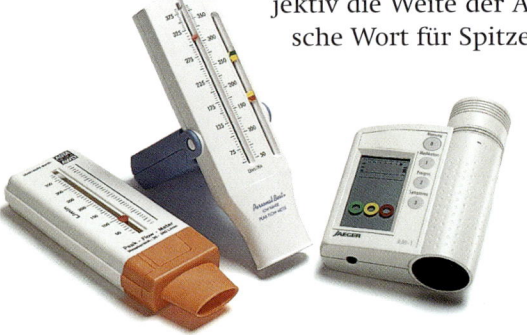

Messgeräte, die meist komplizierter in der Anwendung sind: Denken Sie nur an den Diabetiker, der mehrfach täglich den Blutzucker »blutig« bestimmen muss, oder auch an den Hochdruckkranken.

Peak-Flow-Meter: Woher nehmen? Jeder Teilnehmer einer Asthma-Schulung erhält im Regelfall ein Peak-Flow-Meter. Wenn nicht, fragen Sie danach.

3

Richtig messen mit dem Peak-Flow-Meter

Wer jetzt ein kompliziertes Gerät erwartet, wird enttäuscht sein: Die Handhabung des Peak-Flow-Meters ist so einfach, wie das Gerät aussieht.

❶ Messen Sie immer im Stehen, da die Werte sonst unterschiedlich sind.

❷ Stellen Sie den Messzeiger auf null.

❸ Mit aufrechtem Oberkörper halten Sie das Gerät waagerecht vor den Mund, atmen Sie tief ein und halten Sie kurz die Luft an.

❹ Umschließen Sie das Mundstück fest mit den Lippen.

❺ Atmen Sie schnell und mit aller Kraft aus, so als würden Sie eine Kerze ausblasen oder in ein Blasrohr blasen. Wichtig ist ein kurzer Atemstoß, atmen Sie nicht so lange wie möglich aus.

❻ Ihr Atemstoß verschiebt den Messzeiger, der Wert ist das Maß Ihrer augenblicklichen Atemwegsweite.

❼ Führen Sie drei Messungen durch und notieren Sie nur den höchsten Wert.

Falsch messen mit dem Peak-Flow-Meter.

Und nun zu den häufigen Fehlern. Auch die Profis unter Ihnen, die schon Erfahrung im Umgang mit dem Gerät haben, sollten diese Punkte selbstkritisch lesen, denn oft schleichen sich unbemerkt Fehler ein:

• Messzeiger behindert oder Öffnungen (Auslassdüsen) mit den Fingern verschlossen: Also Finger weg von allen Löchern und Schlitzen im Gerät.

• Zu schwach hineingeblasen: Hier ist Ihre maximale Mitarbeit gefordert, pusten Sie deshalb kräftig in das Peak-Flow-Meter.

3

- In das Gerät gehustet (»Trompetenstoß«): Sie erhalten falsch hohe Werte.
- Mundstück mit den Lippen unzureichend umschlossen: Falsch niedrige Messwerte, weil Luft verloren geht.
- Peak-Flow-Meter nicht gereinigt: Nicht vergessen, die Peak-Flow-Meter regelmäßig zu reinigen (z. B. einmal pro Woche mit lauwarmem Wasser, Herstellerhinweise beachten), dann halten sie in der Regel 2–3 Jahre. Geräte, die unglaubwürdige oder stark schwankende Messwerte anzeigen, sollten ersetzt werden.

Früher: Atemnot, Spray inhalieren. Jetzt: Atemnot, Peak-Flow messen, Spray inhalieren, Wirkung mit dem Peak-Flow kontrollieren. Sie wissen dann sicher, wo Sie stehen, und ob das Medikament ausreichend Wirkung gezeigt hat.

Peak-Flow-Meter: Wann müssen Sie messen?

- Natürlich immer bei Atemnot: Wenn Sie das Gefühl von Atemnot haben, müssen Sie immer messen, um das tatsächliche Ausmaß der Einengung der Atemwege zu erkennen.
- Regelmäßig: Sie müssen regelmäßig messen: morgens direkt nach dem Aufstehen, mittags und abends. Bei stabilen Atemwegen über vier Wochen genügt die morgendliche Messung.
- Kontrolle der Wirkung der atemwegserweiternden Medikamente (Notfallspray) vor und nach Inhalation.
- In besonderen Situationen: z. B. Bronchialinfekt, Anpassung der Medikamente, stark schwankende Peak-Flow-Werte.

Zweiter Schritt: Protokollieren der Peak-Flow-Werte im Asthmatagebuch

Das Tagebuch ist auch für Ihren Arzt wichtig: Also zeigen Sie es ihm, denn auf ein sorgfältig geführtes Tagebuch können Sie stolz sein.

Die regelmäßige Peak-Flow-Messung ist der erste Schritt. Um aber einen schnellen und sicheren Überblick zu bekommen, ist eine grafische Darstellung unverzichtbar. Asthmatagebücher gibt es viele, zu viele: Wir empfehlen das Tagebuch der Deutschen Atemwegsliga. Es ist bundesweit einheitlich, übersichtlich, und vor allem kostenlos.

Sie bekommen es von Ihrem Arzt, aus der Apotheke oder direkt von der Deutschen Atemwegsliga (Adresse siehe S. 109).

Anfangs werden Sie die regelmäßigen Peak-Flow-Messungen und die Dokumentation im Tagebuch sicher lästig finden, bald werden Sie aber merken, wie sicher Sie im Umgang mit der Erkrankung werden.

In dem Asthmatagebuch sollten nicht nur die Peak-Flow-Messwerte dokumentiert werden, sondern auch die tagtäglichen Beschwerden, die zu Ihrem Asthma gehören. Dann können Sie sicher sein, dass Ihnen keine Veränderung entgeht.

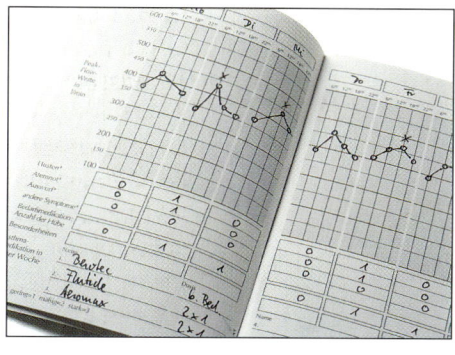

Abb. 11:
Das Tagebuch verschafft Ihnen, wenn Sie es zuverlässig führen, einen sicheren Überblick über die Stabilität der Atemwege. Alle Messwerte vor Inhalation des atemwegserweiternden Sprays können Sie mit einem »Kreis« markieren, alle nach Inhalation mit einem »Kreuzchen«.

- Persönliche Beschwerden: Atemnot, Husten; Auswurf (kodiert mit einer Zahl zwischen null und drei);
- Verbrauch an Notfallspray: Steigender Bedarf an Notfallspray kündigt eine Verschlechterung an.
- Besonderheiten: Nächtliche Atemnot kann einem drohenden Anfall vorausgehen.
- Andere Symptome: z. B. Zeichen eines Bronchialinfektes wie gelb-grüner Auswurf oder Fieber.

Sie wollen Sicherheit im Umgang mit Ihrem Asthma? Dafür müssen Sie etwas tun: Regelmäßig Peak-Flow messen und das Tagebuch führen.

Welche drei Dinge muss der Asthmatiker stets bei sich haben?

❶ Das Notfallspray, das sofort die Atemwege erweitert.
❷ Das Peak-Flow-Meter, um bei Atemnot sofort objektiv die Weite der Atemwege zu bestimmen.
❸ Das Asthmatagebuch, den es enthält im Notfall wichtige Informationen für den Arzt.

3

Dritter Schritt: Interpretation der Peak-Flow-Messwerte mit dem Ampelsystem

Jetzt haben Sie zwar viele Messwerte sorgfältig notiert, aber der wichtigste Schritt fehlt noch: Wie müssen die Peak-Flow-Werte interpretiert werden, um zu wissen, was wann zu tun ist?

Für die Interpretation der Messwerte hat man sich etwas Einfaches ausgesucht, eine Ampel. Wie im Straßenverkehr gilt auch hier:

Grüne Zone: Freie Fahrt, die Atemwege sind stabil.

Gelbe Zone: Achtung, die Atemwege sind labil, jetzt müssen Sie reagieren.

Rote Zone: Stopp, Notfall, die Atemwege sind instabil, hier müssen Sie sofort handeln!

Um die Messwerte in die Farbzonen der Ampel umsetzen zu können, sind noch zwei Begriffe erforderlich:

Persönlicher Bestwert: Einige Wochen messen, dann das Protokoll prüfen. Der höchste Wert, an den Sie immer wieder anstoßen, das ist Ihr persönlicher Bestwert.

● **Persönlicher Peak-Flow-Bestwert**: Die Peak-Flow-Meter sind nicht geeicht, zudem gibt es sie in unterschiedlichen Ausführungen und die Werte verändern sich, wenn die Geräte älter werden. Daher ist für Sie Ihr persönlicher Bestwert entscheidend, den Sie auf Ihrem eigenen Gerät mit Medikamenten unter optimalen Bedingungen erreicht und dokumentiert haben. Erfahrungsgemäß müssen sie einige Wochen regelmäßig messen, um Ihren persönlichen Bestwert zusammen mit Ihrem Arzt zu bestimmen.

● **Morgendlicher Peak-Flow-Wert**: Dieser Wert ist besonders wichtig, da viele Asthmatiker morgens die niedrigsten Werte aufweisen. Der Morgenwert wird direkt nach dem Aufstehen noch **vor** der Inhalation der atemwegserweiternden Medikamente gemessen.

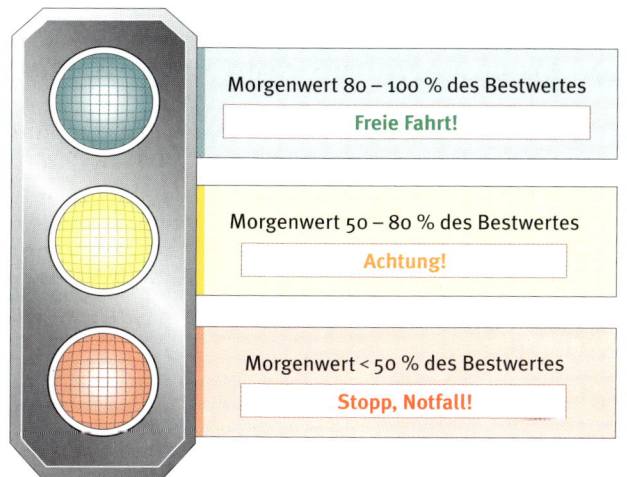

Abb. 12:
Die Peak-Flow-
Ampel.

Um mit dem Ampelschema die Stabilität Ihrer Atemwege zu interpretieren, vergleichen Sie nun Ihren morgendlichen Peak-Flow-Wert mit Ihrem persönlichen Bestwert: Wenn der Morgenwert zwischen 80 und 100 % des Bestwertes liegt, ist alles in Ordnung (Grüne Zone). Ist der Morgenwert aber nur zwischen 50 und 80 % des Bestwertes, bedeutet das »Achtung«, jetzt müssen Sie reagieren (Gelbe Zone). Unter 50 % heißt Notfall, umgehend den Arzt kontaktieren (Rote Zone).

Ein Beispiel

Ein Asthmatiker hat in einer Woche folg. Peak-Flow-Werte am Morgen: Mo 420 l/min, Di 390 l/min, Mi 370 l/min, Do 320 l/min, Fr 290 l/min; der persönliche Bestwert ist 450 l/min (80 %-Grenze: 360 l/min, 50 %-Grenze: 225 l/min). Am Donnerstag und Freitag zeigt die Peak-Flow-Ampel gelb, d.h. Achtung, die Atemwege sind labil und die medikamentöse Behandlung muss umgehend angepasst werden.

3. Selbstkontrolle der Erkrankung

Diese Prozentregel klingt zunächst sehr kompliziert. Aber auch Menschen, die keine Mathematiker oder Ingenieure sind, kommen problemlos damit zurecht. Wenn Ihr persönlicher Bestwert bestimmt ist, brauchen Sie nur einmal die Prozentgrenzen zwischen den Zonen der Ampel berechnen. Dafür gibt es Taschenrechner, oder auch einfache Rechenschieber. Nun ein paar praktische Tipps für den Alltag:

3

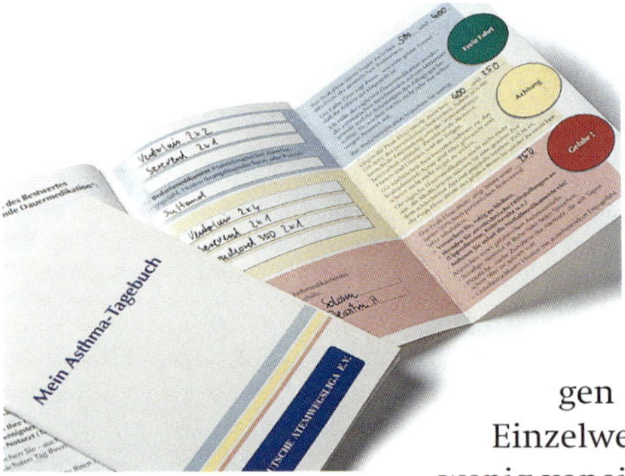

Abb. 13: Die letzte Seite im Asthmatagebuch ist die wichtigste: Hier finden Sie die Prozentgrenzen für die Peak-Flow-Ampel und den Plan für die Anpassung der Medikamente an die Schwere der Atemwegseinengung.

- Notieren Sie die errechneten Werte auf der letzten Seite des Asthmatagebuches, dafür sind extra Zeilen vorgesehen.
- Zeichnen Sie farbige Linien in das Tagebuch, um die Zonen einzuteilen.
- Einige Peak-Flow-Meter haben für die Einteilung in die Ampelzonen farbige Schieber oder Aufkleber.
- Elektronische Peak-Flow-Meter berechnen selbstständig die Prozentgrenzen. Sie sind allerdings zur Zeit noch recht teuer.

Es gibt noch ein weiteres Kriterium für die Beurteilung der Atemwege: Die tageszeitliche Schwankung (Variabilität) beschreibt die Unterschiede Ihrer Peak-Flow-Werte innerhalb eines Tages. Man hat festgestellt, dass Gesunde oder stabil eingestellte Asthmatiker geringe Schwankungen während eines Tages haben, d.h. die Einzelwerte des Tages unterscheiden sich nur wenig voneinander und liegen fast auf einer Linie. Je ausgeprägter die Entzündung in den Atemwegen ist, desto größer sind die tageszeitlichen Schwankungen der Peak-Flow-Werte: Dann liegen die Werte eben nicht auf einer Linie, sondern am Tage geht es »rauf« und »runter« mit den Messwerten. Es genügt, die tageszeitliche Schwankung grob abzuschätzen:

- grüne Zone: geringe Schwankungen der Tageswerte, d. h. die Werte liegen fast auf einer Linie.
- gelbe, rote Zone: hohe Schwankungen der Tageswerte, d. h. die Verbindungslinie ist zackig.

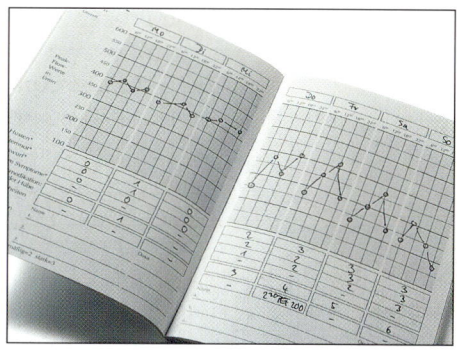

3

Die »7 Warnsymptome« eines Asthmaanfalls

Die Kontrolle der Erkrankung ist im Grunde einfach, denn es gibt nur einige wenige Anzeichen, auf die Sie achten müssen. Wir sprechen von den »7 Warnsymptomen«, die einen Asthmaanfall ankündigen:

❶ Peak-Flow-Ampel: Abfall der Morgenwerte, Zunahme der tageszeitlichen Schwankung, Umschalten der Ampel von »grün« auf »gelb«.

❷ Steigerung der Atemnot, besonders nachts.

❸ Verstärkung des Hustens, besonders nächtliche Hustenattacken.

❹ Veränderung des Auswurfs (Menge, Farbe, Zähigkeit);

❺ Abnahme der körperlichen Belastbarkeit.

❻ Zunehmender Verbrauch an Notfallspray.

❼ Auftreten von Anzeichen eines Infektes: z. B. Fieber, gelb-grüner Auswurf usw.

Abb. 14: Die tageszeitliche Schwankung zur Beurteilung der Atemwege: Je ausgeprägter die Entzündung, desto größer sind die tageszeitlichen Schwankungen der Peak-Flow-Werte (siehe rechte Seite).

3

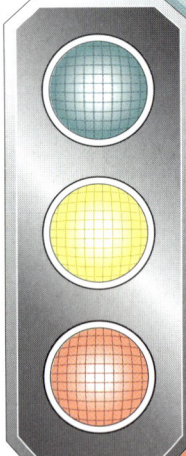

Stabile Atemwege: keine Gefahr
– Morgenwert zwischen 80 und 100 % des pesönlichen Bestwertes,
  geringe tageszeitliche Schwankung.
– tagsüber selten Luftnot, insbesondere nicht in der Nacht
– kaum Husten
– wenig Auswurf
– körperlich nicht eingeschränkt
– unveränderter Verbrauch an Notfallsprays
– keine Zeichen eines Infektes

Ihr Ziel: immer stabile Atemwege, Medikamente, besonders die entzündungshemmende Basistherapie, wie verordnet weiter einnehmen.

Labile Atemwege: Achtung !
– Morgenwert zwischen 50 und 80 % des pesönlichen Bestwertes,
  Zunahme der tageszeitlichen Peak-Flow-Schwankungen.
– tagsüber oft Luftnot, zudem nächtliche Atemnot
– verstärkter Husten, zudem nächtliche Hustenattacken
– veränderter Auswurf (Menge, Farbe, Zähigkeit)
– abnehmende körperliche Belastbarkeit
– steigender Verbrauch an Notfallsprays
– evtl. Anzeichen eines Infektes

Jetzt unbedingt reagieren, um einen Anfall zu verhindern.
Die medikamentöse Behandlung muss überprüft werden.

Instabile Atemwege: Gefahr, Notfall
– Morgenwert unter 50 % des pesönlichen Bestwertes,
  ausgeprägt tageszeitliche Peak-Flow-Schwankungen.
– ständig Luftnot in Ruhe und beim Sprechen
– unbeherrschbarer Husten mit zunehmendem Engegefühl
– veränderter Auswurf (Menge, Farbe, Zähigkeit)
– deutlich eingeschränkte körperliche Belastbarkeit, schon die geringste
  Belastung führt zu Atemnot
– kaum Erleichterung durch das Notfallspray
– evtl. Anzeichen eines Infektes wie z. B. Fieber, gelb-grüner Auswurf

Ein Anfall droht.
Jetzt müssen Sie zusammen mit Ihrem Arzt sofort reagieren.

Abb 15:
Die Peak-Flow-Ampel.

4 Richtig inhalieren: Pulverinhalatoren und Dosieraerosole

Vorteile der Inhalation von Medikamenten

Wirkstoffe zur Behandlung von Erkrankungen gelangen auf verschiedenen Wegen in unseren Körper. Einmal können wir Tabletten oder Saft schlucken, dann erreicht das Medikament über den Magen-Darm-Trakt die Blutbahn und schließlich den Wirkort. Eine andere, allerdings schmerzhafte Methode, ist die Injektion als Spritze entweder unter die Haut, in den Muskel oder direkt vom Arzt in die Vene. Eine weitere, viel elegantere Variante ist die Inhalation des Wirkstoffes. Sie kann im Vergleich zu Tabletten oder Spritze viele Vorteile haben:

- Der Wirkstoff gelangt direkt an den Wirkort, die Bronchien.
- Im Vergleich zur Tablettenform genügt eine kleinere Dosis.
- Die Nebenwirkungen sind geringer, da weniger Wirkstoff in den Blutkreislauf gelangt und somit weniger unerwünschte Wirkungen an anderen Organen ausgelöst werden.

Die Vorteile der Inhalation lassen sich aber nur dann in die Praxis umsetzen, wenn man die Technik des Inhalierens fehlerfrei beherrscht.

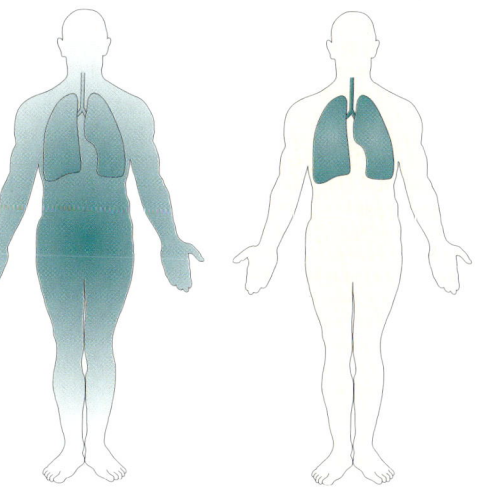

Tablette

Spray oder Pulver

Abb. 16: Wenn man einen Wirkstoff inhaliert, ist er eben nur in der Lunge, und nicht wie bei der Tablette oder Spritze im ganzen Körper.

Grundprinzipien der Inhalation für alle Geräte

4

So inhalieren Sie richtig:

Folgende Schritte gelten für alle Geräte:

❶ **Inhalation vorbereiten:**
  • Ausatmen: Langsam und entspannt ausatmen.

❷ **Inhalation auslösen und einatmen:**
  • Inhalation je nach Gerät auslösen.
  • Je nach Gerät schnell oder langsam, immer jedoch tief einatmen.

❸ **Atem anhalten:**
  • Atem anhalten für etwa 5–10 Sekunden, damit das Medikament auch in den Bronchien Zeit zur Wirkungsentfaltung hat.

❹ **Ausatmen:**
  • Langsam ausatmen, bevorzugt über die Nase oder mit der »Lippenbremse«.
  • Weitere Inhalationen frühestens nach einer Minute durchführen.

Die Vielzahl der verschiedenen Geräte zur Inhalation von Medikamenten ist auch für Experten verwirrend. Es gibt grundsätzlich zwei verschiedene Arten von Inhalationssystemen: einmal die Pulverinhalatoren, zum anderen die Dosieraerosole.

Das erste Dosieraerosol (»Spray«) wurde 1956 erstmals eingesetzt.

Die **Pulverinhalatoren** enthalten den Wirkstoff als treibgas- und FCKW-freies Pulver, das bei der Einatmung inhaliert wird. Sie sind einfach in der Handhabung, da eben nur dann Wirkstoff freigegeben wird, wenn inhaliert wird. Das **Dosieraerosol**, oder einfacher das »Spray«, ist ein bewährtes System, das weitgehend kälte-, hitze- und auch nässebeständig ist. Die Handhabung erfordert etwas Übung, denn die Koordination zwischen Einatmen und Auslösen des Sprühstoßes ist am Anfang nicht ganz leicht. Das muss man richtig üben.

Wenn Sie ein neues Inhalationssystem von Ihrem Arzt verordnet bekommen, bestehen Sie darauf, dass der Arzt, das Praxispersonal oder der Apotheker Ihnen die Anwendung erklärt. Auch für die Profis unter Ihnen gilt: Wenn Sie denken, Sie kennen Ihr System schon lange und machen bei der Inhalation alles richtig, zeigen Sie es lieber nochmals Ihrem Arzt, denn oft schleichen sich unmerklich Fehler in der Inhalationstechnik ein.

Alle Inhalationssysteme erklären wir im Anhang, hier weisen wir auch auf Fallstricke hin.

4

Achtung: Fehler bei der Inhalation!

Alle Systeme:
- Nicht tief genug ausgeatmet vor der Inhalation.
- Zu gering eingeatmet beim Einatmen.
- Nicht lange genug die Luft angehalten (5–10 Sekunden).

Dosieraerosol:
- Kappe nicht entfernt, Dosieraerosol nicht geschüttelt.
- Einatmung und Auslösung des Sprühstoßes ungenügend koordiniert.

Autohaler:
- Lufteinlassöffnung am Geräteboden mit den Fingern bedeckt.

Pulverinhalator:
- Ausatmen in den Pulverinhalator: Die Feuchtigkeit verklumpt den »Wasser anziehenden« Wirkstoff.
- Aufbewahren in feuchter Umgebung (z. B. Bad): Pulverinhalatoren stets trocken aufbewahren (außer Einzeldosis-Inhalatoren z. B. Diskus, Aerolizer).
- Ungenügendes Einatmen: Die Aeorosolerzeugung erfolgt ausschließlich durch einen genügend starken Atemfluss bei der Einatmung. Pulverinhalatoren werden daher für das Notfallmedikament nicht empfohlen.

Inhalationshilfen

Wenn man dennoch mit der Handhabung des Dosieraerosols nicht zurecht kommt, gibt es noch eine Möglichkeit: Eine Inhalationshilfe (z. B. Aerochamber, Expander, Fisonair, Inhacort Spacer, Nebulator, Viarox Spacer, Volumatic, Rondo) erleichtert die Abstimmung zwischen Einatmung und Auslösung des Sprühstoßes und verhindert im Rachen einen zu starken Reiz durch das kühle Spray (siehe Abb. 36 S. 108). Zudem gelangt mehr Wirkstoff in die Lunge und weniger bleibt im Mund- und Rachenraum haften.

Durch die Inhalationshilfe wird der Druck des Treibgases vermindert und die größeren Wirkstoffteilchen, die sonst im Mund- und Rachenraum verbleiben würden, haften jetzt als weißer Belag an der Plastikwand, und die kleineren Teilchen werden tief in die Atemwege aufgenommen.

Bei jedem Spray, unabhängig vom Wirkstoff, kann ein Spacer benutzt werden, um die Koordination zu erleichtern (z. B. im Notfall). Wenn das Dosieraerosol aber Kortison und ein FCKW-haltiges Treibgas (FCKW: Fluorchlorkohlenwasserstoff) enthält, muss eine Inhalationshilfe verwendet werden, um die Nebenwirkungen in Mund und Rachen zu verhindern. Fragen Sie Ihren Arzt oder lesen Sie die Packungsbeilage, ob bei Ihrem Kortison-Spray ein Spacer erforderlich ist. Vergessen Sie nicht, den Spacer einmal in der Woche mit warmem Wasser und einem Tropfen Spülmittel zu reinigen. Lassen Sie ihn dann trocknen oder benutzen Sie einen Föhn, verzichten Sie aber auf das Abtrocknen, um elektrostatische Aufladungen zu vermeiden.

Kortisonhaltiges Spray mit dem Treibgas FCKW: Immer einen Spacer einsetzen, um die Nebenwirkungen zu verringern.

Inhalationshilfe (Spacer): Richtig anwenden Schritt für Schritt

❶ Inhalation vorbereiten:
- Inhalationshilfe zusammenstecken.
- Schutzkappe des Dosieraerosols entfernen.
- Dosieraerosol zwischen Daumen und Mittel- oder Zeigefinger halten (»Daumen und Mundstück unten«) und kräftig schütteln.
- Mundstück des Dosieraerosols in Spacer einstecken.

❷ Ausatmen:
- Langsam und entspannt ausatmen.
- Kopf leicht zurückneigen.

❸ Inhalation auslösen und einatmen:
- Sprühstoß auslösen, indem der Metallbehälter nach unten gedrückt wird.
- Mundstück mit den Lippen fest umschließen, ggf. vorher Schutzkappe abnehmen.
- Substanznebel aus dem Spacer sofort langsam und möglichst tief einatmen.

❹ Atem anhalten:
- Atem anhalten für etwa 5–10 Sekunden.

❺ Ausatmen:
- Langsam ausatmen, dabei muss der Spacer nicht abgesetzt werden, denn die Ein- und Ausatmung kann über das Mundstück mit Ventil erfolgen (Ausnahme: Spacer ohne Ventil).
- Spacer und Dosieraerosol trennen, Schutzkappe wieder auf das Dosieraerosol aufstecken.
- Bei Kortisonspray: Nach der Inhalation Mund ausspülen oder etwas essen.

4

5 Der medikamentöse Stufenplan

Das Prinzip des medikamentösen Stufenplans

»Medikamente sind etwas Künstliches«: Dieser Irrglaube ist weit verbreitet. Dabei haben wir uns viele Medikamente, gerade in der Behandlung des Asthmas, von der Natur abgeschaut. Einige Beispiele belegen das: Das Theophyllin ist mit dem Kaffee in Wirkung und Nebenwirkung verwandt, oder die Betamimetika, eine Gruppe von atemwegserweiternden Wirkstoffen, sind Abkömmlinge körpereigener Stresshormone.

Sie müssen Ihre Medikamente kennen, gerade für den Notfall.

In diesem Kapitel möchten wir Ihnen die Wirkungen und Nebenwirkungen der Medikamente näher bringen, die Ihnen immer wieder begegnen werden. Aber keine Angst, Sie brauchen sich nicht zum Apotheker weiterbilden, sondern Sie müssen nur Ihre eigenen Medikamente kennen. Und zwar aus Eigennutz, denn im Notfall möchten Sie ja wissen, auf welches Medikament Sie sich verlassen können.

Es ist einfacher, als es zunächst scheint, denn zu jedem Ihrer Medikamente müssen Sie nur vier entscheidende Informationen kennen. Wir nennen das die Checkliste des entsprechenden Wirkstoffes.

Wenn Sie von Ihrem Arzt ein neues Medikament verordnet bekommen, bitten Sie ihn, dass er genau die vier Fragen der Checkliste beantwortet und Ihnen vor allem sagt, ob es im Notfall einsetzbar ist.

> ## Checkliste:
>
> ### Lernen Sie Ihre Medikamente kennen
>
> ❶ Wie wirkt das Medikament? Hier gibt es nur zwei Wirkungsmechanismen, entweder atemwegserweiternd oder entzündungshemmend.
>
> ❷ Wie schnell wirkt das Medikament? Nur so wissen Sie, auf welches Medikament Sie sich im Notfall verlassen können oder welcher Wirkstoff für die Dauertherapie wichtig ist.
>
> ❸ Hilft der Wirkstoff im Notfall? Die wichtigste Information für Sie.
>
> ❹ Wie dosiere ich das Medikament richtig? Eine zu hohe Dosierung birgt das Risiko teils gefährlicher Nebenwirkungen, auf der anderen Seite kann Unterdosierung Wirkungsverlust bedeuten.

5

Für die bessere Übersicht sind die Medikamente der Asthmatherapie in einem Stufenplan angeordnet, der sich an den Empfehlungen der Deutschen Atemwegsliga orientiert: Die medikamentöse Behandlung ist wie eine »Treppe« aufgebaut. In Zeiten, in denen es Ihnen schlechter geht, steigen Sie auf der Treppe eine Stufe höher, bis Ihre Peak-Flow-Werte im grünen Bereich sind. Dann bleiben Sie so lange auf dieser Stufe, bis die Atemwege wieder stabil sind. Anschließend gehen Sie die Treppe wieder hinunter.

Die entzündungshemmende Therapie ist die Basis, begleitet von einer dem jeweiligen Schweregrad angepassten Stufentherapie.

Oder einfacher gesagt:

In der Asthma-Therapie gibt es, nach Wirkungsart geordnet, nur zwei Gruppen von Medikamenten:

● Atemwegserweiternde Wirkstoffe (Befreier, Atemwegserweiterer):

• Betamimetika (Beta-2-Adrenergika, Adrenergika).
• Theophyllin.

● **Entzündungshemmende Wirkstoffe (Schützer, Entzündungshemmer):**
- Kortison zum Inhalieren (Einzuatmendes Kortison) und als Tablette (Tabletten-Kortison).
- Cromoglicin bzw. Nedocromil.
- Anti-Leukotriene (Leukotrien-Antagonisten).

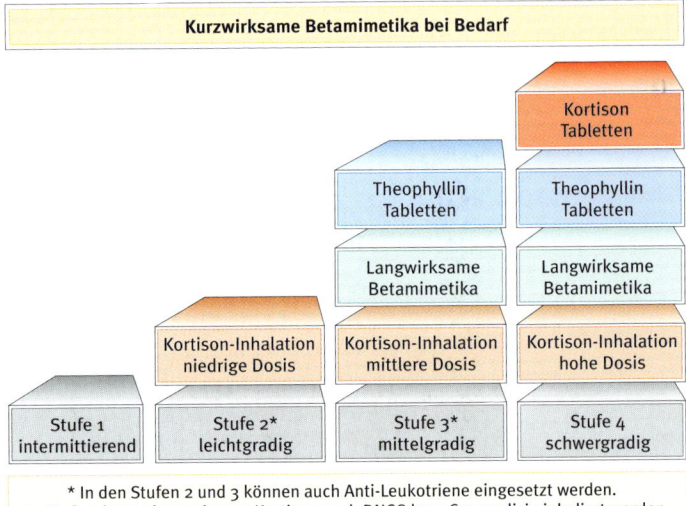

Abb. 17: Die Basis der Therapie ist die konsequente entzündungshemmende Behandlung.

Immer der Farbe nach

Sprays oder Pulver, die rot oder braun sind, enthalten häufig als Wirkstoff Kortison. Die Notfallspays bzw. Pulver mit den schnell atemwegserweiternden Betamimetika sind meist blau, die lang wirksamen Betamimetika oft grün oder oder türkisfarben.

Die Farbe der Verpackung ist aber nur ein Anhaltspunkt: Natürlich müssen Sie für den Notfall Ihr schnell atemwegserweiterndes Spray kennen und auch bei sich haben.

Babylonische Sprachverwirrung: Was ist was?

Es gibt unzählige verschiedene Schulungsprogramme für erwachsene Asthmatiker, die sich oft einer unterschiedlichen »Sprache« bedienen und mit anderen Begriffen die Asthmamedikamente beschreiben. Um die Übersicht nicht zu verlieren, haben wir ein kurzes Verzeichnis der uns z.Zt. bekannten Synonyme angelegt.

Wirkstoffgruppe	Gebräuchliche Bezeichnungen
Cromoglicin, Nedocromil	Cromoglicin, DNCG, Nedocromil, Prophylaktika
Beta-2-Sympathomimetika	Betamimetika, Bronchialerweiterer vom Typ Adrenalin, Beta-2-Adrenergika, Adrenergika
Kurz wirksame Beta-2-Sympathomimetika	Kurz wirksame Betamimetika, Notfallspray, Helfer, Öffner, Befreier, Bedarfstherapie
Parasymphatholytika	Anticholinergika, Bronchialerweiterer vom Typ Atropin, Vagolytika
Theophyllin	Theophyllin, Bronchialerweiterer vom Typ Koffein
Inhalatives Steroid	Kortison-Spray bzw. Pulver, entzündungshemmende Basistherapie, Schützer, Beschützer, inhalierbares Kortison, einzuatmendes Kortison, Steroid-Spray

5

Atemwegserweiternde Wirkstoffe

Betamimetika (Beta-2-Adrenergika, Adrenergika)

Unser Körper ist ein ziemlich komplexes Gebilde, in dem Milliarden von Zellen meist reibungslos zusammenarbeiten. Um ein heilloses Chaos zu vermeiden, werden viele Vorgänge in unserem Organismus über Schaltstellen oder Schlösser (Rezeptoren) gesteuert. Eine besondere Art dieser Schlösser, die sog. Beta-Schlösser, finden sich gehäuft in den Atemwegen, aber auch an Herz, Gefäßen und Gehirn. Die Beta-Schlösser in den Bronchien regeln über die Muskulatur die Weite der Atemwege. Die Wirkstoffgruppe der Betamimetika passt nun genau wie ein Schlüssel in die Beta-Schlösser und öffnet die Atemwege, indem sich die Muskelverkrampfung löst.

Die Betamimetika sind seit über 50 Jahren ein bewährtes Medikament in der Asthmatherapie, sie stehen mittlerwei-

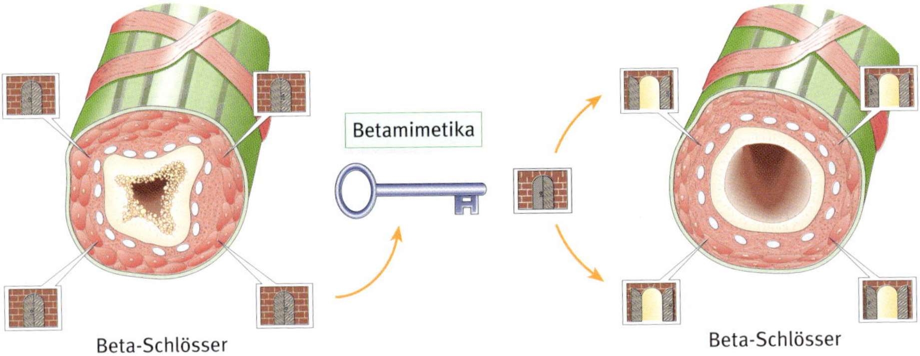

Die Betamimetika oder Adrenergika sind mit dem körpereigenen Adrenalin verwandt, das die Atemwege erweitern kann.

5

Betamimetika

Beta-Schlösser

Beta-Schlösser

Abb. 18: Die Betamimetika passen wie ein Schlüssel genau in die Beta-Schlösser – und erweitern die Atemwege.

le in einer Vielzahl von Darreichungsformen zu Verfügung: als kurz wirksames und lang wirksames Spray bzw. Pulver, zudem als Retard-Tablette und als Injektionslösung für den Notfall.

Kurz wirksame Betamimetika-Sprays (schnell wirkende Adrenergika, kurz wirksame Beta-2-Adrenergika, Notfallspray, Öffnerspray)

Diese Wirkstoffgruppe kennt jeder Asthmatiker: Die kurz wirksamen Betamimetika sind das klassische Notfallmedikament, denn sie erweitern nach wenigen Minuten die Atemwege.

Das Notfallspray sollten Sie immer bei sich tragen, es kann Ihr Leben retten!

Die Dosierung des Notfallsprays richtet sich nach dem Bedarf. Man inhaliert eben, wenn man Atemnot hat und der Peak-Flow-Wert niedrig ist. Der Begriff »kurz wirksam« steht für die Wirkungsdauer, die im Regelfall 4–6 Stunden beträgt. Eine Tagesdosis von 8 bis 10 Hüben sollte man nicht überschreiten, sonst können unangenehme Nebenwirkungen auftreten.

5

Steigender Verbrauch heißt »Achtung«. Die Stabilität der Atemwege nimmt ab.

Erinnern Sie sich noch, dass die Betamimetika die Verwandten des Stresshormons Adrenalin sind? Und so lassen sich auch die Nebenwirkungen erklären, die allerdings bei

---

Checkliste der kurz wirksamen Betamimetika

▶ **Wirkungsart:** atemwegserweiternd. Die Verkrampfung der Bronchialmuskulatur wird gelöst (»Beta-Schlösser«).

▶ **Wirkungseintritt:** sofort innerhalb von wenigen Minuten.

▶ **Notfall:** Im Notfall werden sofort die Atemwege erweitert.

▶ **Dosierung:** meist bedarfsweise, maximal 8–10 Hübe pro Tag. Zunehmender Verbrauch bzw. abnehmende Wirkungsdauer der Betamimetika bedeutet eine Verschlechterung der Atemwegssituation, d. h. Ihre Basisbehandlung muss überprüft und verbessert werden.

richtiger Dosierung und korrekter Inhalation selten sind: z.B. Händezittern, Unruhe, Übelkeit, Kopfschmerzen, Einschlafstörungen und schneller Herzschlag. Meist verlieren sich diese unerwünschten Wirkungen nach kurzer Zeit, falls nicht, besprechen Sie dies mit Ihrem Arzt.

Lang wirksame Betamimetika-Sprays bzw. Pulver (lang wirkende Adrenergika, lang wirksame Beta2-Adrenergika, Zwölf-Stunden-Spray)

Die lang wirksamen Betamimetika haben im Gegensatz zu ihren kürzer wirksamen Verwandten nur einen wesentlichen Unterschied, nämlich die Wirkdauer: Sie halten eben zwölf Stunden die Atemwege frei, daher heißen sie auch »Zwölf-Stunden-Spray«.

5

Drei Dinge hat der Asthmatiker stets bei sich: Notfallspray, Peak-Flow-Meter, Asthmatagebuch.

Wichtig ist noch zu erwähnen, dass zwar alle Vertreter dieser Medikamentengruppe lang wirken, aber der Wirkungseintritt je nach Wirkstoff teils sofort, teils aber auch verzögert ist. Da dies aber auch schon für Experten verwirrend ist, werden die lang wirksamen Betamimetika für den Asthmaanfall zur Zeit nicht empfohlen. Aber keine Sorge, denn für den Notfall haben Sie ja das Notfallspray bei sich.

Checkliste der lang wirksamen Betamimetika

▶ **Wirkungsart:** atemwegserweiternd. Sie kommen bevorzugt beim mittelgradigen und schweren Asthma zur Anwendung, sie verbessern die Kontrolle des Asthmas.

▶ **Wirkungseintritt:** abhängig vom Wirkstoff (Formoterol hat einen schnelleren Wirkungseintritt als Salmeterol; Salmeterol ist daher ungeeignet für die Behandlung der akuten Atemnot).

▶ **Notfall:** Für den Notfall zur Zeit nicht empfohlen.

▶ **Dosierung:** regelmäßig und vorbeugend 2 x täglich 1–2 Hübe pro Tag.

Betamimetikum-Retardtabletten

Den Wirkstoff der Betamimetika kann man nicht nur inhalieren, sondern dem Körper als Tablette auch über den Verdauungstrakt zuführen. Nach der Aufnahme ins Blut erreichen die Betamimetika dann über den Blutweg die Lunge.

Als Tablette gibt es die Betamimetika nur in der Retard-Form. Dieses kleine Wort »retard« ist überaus wichtig, denn es bedeutet, dass der Wirkstoff verzögert freigesetzt wird und die Wirkung länger (ca. 12 Stunden) anhält. Die Konsequenz ist, dass diese Tabletten für den Notfall nicht geeignet sind, da es viel zu lang dauert, bis der Wirkstoff freigesetzt wird.

Keine Retard-Tabletten im Anfall. Der Wirkstoff wird zu spät freigesetzt.

Den Nachteil von Tabletten im Vergleich zur Inhalation wurde schon erwähnt: Der Wirkstoff zirkuliert im ganzen Körper und verursacht auf diese Art auch mehr Nebenwirkungen. Aus diesem Grund haben die lang wirksamen Betamimetika zur Inhalation die Retard-Tabletten in den letzten Jahren verdrängt.

5

Checkliste der Betamimetikum-Retard-Tabletten

▶ **Wirkungsart:** atemwegserweiternd.

▶ **Wirkungseintritt:** verzögert.

▶ **Notfall:** Für den Notfall nicht geeignet.

▶ **Dosierung:** regelmäßig und vorbeugend morgens und/ oder abends eine Tablette. Die Kombination von lang wirksamen Betamimetika zum Inhalieren und Betamimetikum-Retard-Tabletten ist nicht sinnvoll.

Theophyllin

Das Theophyllin ist wirklich ein reines Naturprodukt. Es wurde Ende des 19. Jahrhunderts entdeckt, als sich die aufstrebenden Naturwissenschaften der chemischen Analyse

Der amerikanische
Arzt H. Salter
(1823–71) empfahl
früher Kaffee für
den akuten Anfall.

des Tees und des Kaffees zuwandten. Als Medikament blickt das Theophyllin auf eine lange und abwechslungsreiche Geschichte zurück: Zunächst wurde es als wassertreibender Wirkstoff (Diuretikum) eingesetzt, dann bemerkte man, dass es auch in der Behandlung der Angina pectoris Wirkung zeigt. Seit etlichen Jahren hat es seinen Platz in der Medizin als atemwegserweiternde Substanz gefunden. Aber auch nach über hundert Jahren birgt das Medikament noch Überraschungen: Neben der atemwegserweiternden Wirkung scheint das Theophyllin in niedrigen Dosierungen auch die chronische Entzündung in den Bronchien des Asthmatikers günstig zu beeinflussen.

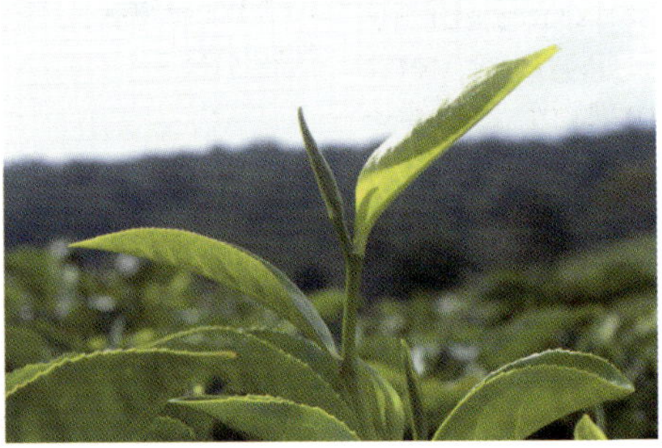

Aber keine Wirkung ohne Nebenwirkung. Das Theophyllin ist dem Kaffee eben nicht nur in Wirkung, sondern auch in den Nebenwirkungen ähnlich. Und die sind eben, als hätten Sie zu viel Kaffee zu sich genommen: Übelkeit, Völlegefühl, Erbrechen, häufiges Was-

Abb. 19: Teeblatt

5

Kennen Sie den Begriff »Theophyllin-Spiegel«?

Der Theophyllin-Spiegel gibt die Konzentration des Theophyllins im Blut an.

Nur wenn das Theophyllin einen bestimmten Wirkstoffspiegel im Blut hat, ist die atemwegserweiternde Wirkung optimal bei geringen Nebenwirkungen.

Der Theophyllin-Spiegel wird von Ihrem Arzt mittels einer Blutentnahme bestimmt. Optimalerweise sollte er zwischen 5–15mg/l liegen. Jedes Individuum benötigt übrigens unterschiedliche Mengen Theophyllin, um einen effektiven Spiegel zu erreichen. Die benötigte Menge ist abhängig von Alter, Größe, Gewicht und Funktion bestimmter Organe.

serlassen, Durchfall, bis zu Herzrasen, Zittern, Unruhege-
fühl und Schlafstörungen. Bei schweren Überdosierungen
können auch ernste Herzrhythmusstörungen und zentrale
Krampfanfälle auftreten.

Das Theophyllin gibt es in verschiedenen Formen. Am besten bekannt sind die Theophyllin-Tabletten oder Kapseln.
Hier handelt es sich wieder um Retard-Präparate, ein Begriff, der Ihnen nun schon geläufig ist: Die Wirkung setzt
verzögert ein und hält für 6–12 Stunden an. Will man den
ganzen Tag und vor allem die ganze Nacht durch Theophyllin geschützt sein, nimmt man also morgens und abends
eine Tablette oder Kapsel ein.

Keine Theophyllin-
Tabletten oder Kap-
seln bei akuter
Atemnot.

Checkliste zu den Theophyllin-Tabletten bzw. Kapseln

▶ **Wirkungsart:** atemwegserweiternd.

▶ **Wirkungseintritt:** verzögert.

▶ **Notfall:** Für den Notfall nicht geeignet.

▶ **Dosierung:** regelmäßig und vorbeugend morgens und
abends eine Tablette, bei vorwiegend nächtlichen Beschwerden genügt eine Tablette bzw. Kapsel direkt vor
dem Einschlafen »auf der Bettkante«.

Auch für den Notfall gibt es Theophyllin-Präparate. Sie
zeichnen sich durch eine schnelle atemwegserweiternde
Wirkung bereits innerhalb weniger Minuten aus und werden daher besonders im Asthmaanfall eingesetzt.

Mehrere »schnelle« Theophylline stehen zur Verfügung:
Am einfachsten zu handhaben sind die Theophyllin-Trink-
ampullen aus Plastik, weitere Möglichkeiten sind Tropfen,
Brause- oder Kautabletten. Die empfohlene Dosis für den
Notfall ist 200 mg; auch wer bereits dauerhaft Theophyllin
als Tabletten einnimmt, muss bei dieser Dosis keine unan-
genehmen Nebenwirkungen befürchten.

5

> ## Checkliste der schnellwirksamen Theophyllin-Präparate
>
> ▶ **Wirkungsart:** atemwegserweiternd.
>
> ▶ **Wirkungseintritt:** schnell.
>
> ▶ **Notfall:** Ausschließlich im Notfall.
>
> ▶ **Dosierung:** empfohlene Dosis 200 mg.
>   - Theophyllin-Trinkampulle (200 mg als gebrauchsfertige Lösung in einer Plastik-Ampulle).
>   - Theophyllin-Tropfen: 48 Tropfen entsprechen 200 mg.
>   - Theophyllin-Brausetablette oder Kautablette mit 200 mg.

5

Entzündungshemmende Wirkstoffe

Cromoglicin und Nedocromil

Den vereinfachten Mechanismus einer allergischen Reaktion haben wir bereits dargestellt: Die Mastzellen nehmen hier eine Schlüsselrolle ein, denn bei Kontakt mit einem Allergen schütten sie reichlich Histamin aus. Und diese Substanz ist wiederum verantwortlich für die allergische Reaktion. Die Wirkstoffe Cromoglicin und Nedocromil bilden nun eine Art Schutzschild um die Mastzellen, so dass weniger allergievermittelnde Stoffe freigesetzt werden können und die allergische Reaktion deutlich schwächer ausfällt. Zudem zeichnen sich diese Wirkstoffe durch geringe Nebenwirkungen aus.

Cromoglicin und Nedocromil: antiallergische Wirkung durch Schutzschild um die Mastzelle.

Die entzündungshemmende oder antiallergische Wirkung des Cromoglicins und des Nedocromils ist in der Praxis eher gering. Meistens können diese Präparate eine konsequente entzündungshemmende Therapie mit Kortison zum Inhalieren nicht ersetzen, bestenfalls ergänzen. Es gibt eine Reihe von Kombinationspräparaten, die neben Cromoglicin noch andere Wirkstoffe enthalten (siehe S. 66).

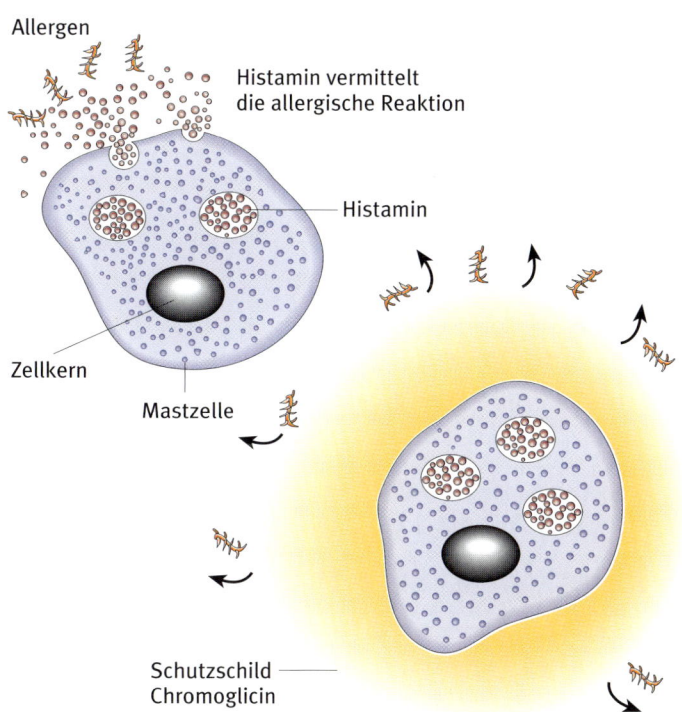

Allergen

Histamin vermittelt
die allergische Reaktion

Histamin

Zellkern

Mastzelle

Schutzschild
Chromoglicin

Abb. 20: Das Cromo-
glicin legt eine Art
Schutzschild um die
Mastzelle, und die
allergische Reaktion
fällt deutlich
schwächer aus.

5

Checkliste zum Cromoglicin bzw. Nedocromil

▶ **Wirkungsart:** entzündungshemmend bzw. antiallergisch.

▶ **Wirkungseintritt:** verzögert. Die maximale Wirkung tritt erst zwei Wochen nach Einnahmebeginn ein. Vereinfacht gesagt, benötigt der Schutzschild so viel Zeit, bis er sich um alle Mastzellen gelegt hat.

▶ **Notfall:** Keine rasche Wirkung im Notfall, denn Cromoglicin erweitert nicht die Atemwege.

▶ **Dosierung:** regelmäßig und vorbeugend 4 x 2 Hübe pro Tag.

Anti-Leukotriene (Leukotrien-Antagonisten)

In den letzten Jahren konnte die Erforschung der Entzündungsmechanismen beim Asthma bronchiale wesentliche Fortschritte verzeichnen. Als ein Vermittler der entzündlichen Reaktion beim Asthma wurden körpereigene Botenstoffe mit dem Namen »Leukotriene« identifiziert. Aus dieser Entdeckung wurde ein neues entzündungshemmendes Medikament entwickelt: Die Anti-Leukotriene verringern entweder die Bildung der Leukotriene oder blockieren die Bindungsstellen der Leukotriene.

Trotz langjähriger Erfahrung mit diesem Medikament konnten bisher nur wenige, eher harmlose Nebenwirkungen beobachtet werden (z.B. Kopfschmerzen, Magenbeschwerden). In Deutschland ist zurzeit nur das Anti-Leukotrien Montelukast (Singulair) zugelassen.

Leukotriene vermitteln die chronische Entzündung beim Asthma.

Checkliste zu den Anti-Leukotrienen

▶ **Wirkungsart:** entzündungshemmend bzw. atemwegserweiternd. Anti-Leukotriene können beim leicht- bis mittelgradigen Asthma ergänzend eingesetzt werden, sie wirken vor allem beim Anstrengungsasthma, beim »Aspirin«-Asthma und bei allergischem Asthma.

▶ **Wirkungseintritt:** verzögert.

▶ **Notfall:** Keine Wirkung im Notfall. Die Anti-Leukotriene sind für den Notfall nicht geeignet, da die Wirkung verzögert eintritt.

▶ **Dosierung:** regelmäßig und vorbeugend einmal täglich eine Tablette. Wichtig ist, dass die Anti-Leukotriene regelmäßig eingenommen werden, sonst können sie ihre schützende Wirkung nicht entfalten.

Kortison

Immer wenn das Thema »Kortison« angesprochen wird, reagieren viele Menschen verständlicherweise mit Angst und Unsicherheit. Das ist nicht zuletzt Folge von vielen falschen und unsachlichen Informationen über dieses Medikament. Wir wollen hier auf objektive Art und Weise die Wirkungen und natürlich auch die Nebenwirkungen des Kortisons darstellen.

Kortison: Angst und Fehlinformationen bestimmen die Diskussion.

Zunächst einige allgemeine Informationen: Das Kortison ist eine körpereigene Substanz, die in der Nebenniere hergestellt wird, wobei die Produktion und auch die Ausschüttung in die Blutbahn einem komplizierten Regelkreislauf unterliegen. Kortison ist für uns lebenswichtig, es hilft dem Körper in den verschiedensten Belastungssituationen, z. B. bei Infekten oder Stress. Zudem greift es in den Stoffwechsel von Fett, Eiweiß und Zucker sowie in den Salz- und Wasserhaushalt ein.

Abb. 21: Die Nebenniere ist der Produktionsort des Kortisons, die Steuerung der Ausschüttung übernimmt das Gehirn.

Bereits seit dem Jahr 1948 wird der Wirkstoff Kortison als Medikament eingesetzt und hat schon vielen Patienten das Leben gerettet. Problematisch war allerdings, dass in den ersten Jahren aus mangelnder Erfahrung das Kortison oft zu hoch dosiert wurde.

In der Asthmatherapie ist Kortison aufgrund von drei wesentlichen Wirkungen unverzichtbar:

- Kortison wirkt entzündungshemmend und schleimhautabschwellend. Kortison ist zurzeit die stärkste entzündungshemmende Substanz, die wir kennen.

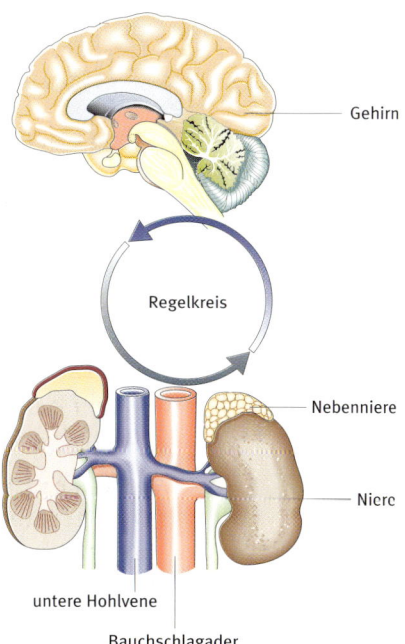

Gehirn

Regelkreis

Nebenniere

Niere

untere Hohlvene

Bauchschlagader

Nach mehr als einem halben Jahrhundert liegen umfangreiche Erfahrungen über Wirkungen und Nebenwirkungen vor – mit anderen Worten: Das Kortison kann uns nicht mehr überraschen.

- Kortison verhindert das Fortschreiten der Erkrankung. Somit können wesentliche Folgeerkrankungen verhindert oder zumindest abgemildert werden.
- Kortison stellt die Wirkung der Betamimetika wieder her bzw. verbessert sie: Wenn die Entzündung in den Bronchien sehr stark ist, können die Betamimetika nicht mehr über die Beta-Schlösser die Atemwege erweitern. Kortison macht die »blockierten« Beta-Schlösser wieder frei für die atemwegserweiternde Wirkung der Betamimetika.

Die Geschichte der »Mrs. G.«

Am 21. September 1948 wurde ein Vorläufer des Kortisons erstmals als Medikament eingesetzt (Boston, Mayo-Klinik). »Mrs. G.« litt an einem schwergradigen Rheuma, einer entzündlichen Autoimmunerkrankung. Die starke entzündungshemmende Wirkung des Kortisons vollbrachte ein Wunder: Zuvor bettlägrig, konnte sie bereits nach sieben Tagen wieder einen dreistündigen Spaziergang absolvieren. Das war der Auftakt für den Einsatz des Kortisons als erfolgreiches entzündungshemmendes Medikament.

Kortison zur Inhalation: Spray bzw. Pulver (einzuatmendes Kortison, inhalierbares Kortison)

Kortison zum Inhalieren ist das wichtigste Medikament der antientzündlichen Basistherapie.

Sie erinnern sich bestimmt noch an die Vorteile, wenn man einen Wirkstoff inhaliert. Diese Vorteile kommen jetzt beim Kortison zum Inhalieren voll zum Tragen: Wenn man den Wirkstoff Kortison inhaliert, wirkt es direkt in den chronisch entzündeten Atemwegen. Diese Entzündung können Sie sich vorstellen wie einen Sonnenbrand: Hier ist das Kortison wie ein kühlendes Gel und drängt die Entzündung zurück.

Das Kortison zum Inhalieren ist so niedrig dosiert, dass es rund zwei Wochen benötigt, um den vollen Schutz zu entfalten. Um so wichtiger ist daher auch die regelmäßige An-

5

wendung zweimal am Tag. Für die akute Atemnot ist das Kortison-Spray bzw. Pulver zu niedrig dosiert. Hier müssen Sie Kortison hochdosiert als Tablette einsetzen.

Jetzt werden Sie sagen, das Kortison zum Inhalieren ist zwar niedrig dosiert, aber es ist dennoch Kortison, und ich habe Angst vor den Nebenwirkungen. Aber: Im Gegensatz zu den Kortison-Tabletten bzw. -Spritzen verursacht das Kortison zum Inhalieren keine typischen Kortison-Nebenwirkungen. Nur auf dem Weg in die Lunge kann es zwei unerwünschte Wirkungen hervorrufen: Eine heisere Stimme sowie ein Brennen im Mund mit einem weißlichen Zungenbelag (Mundpilz bzw. Soor).

Kortison zur Inhalation: volle Wirkung erst nach zwei Wochen.

Kortison zur Inhalation: Keine »typischen« Kortison-Nebenwirkungen!

> ## Kortison zur Inhalation erspart meist die Tabletten
>
> Für die effektive Wirkung benötigen Sie nur wenig Kortison zur Inhalation: z. B. entspricht die mittlere Dosis des inhalativen Kortisons (je nach Wirkstoff zwischen 0,5 und 1,0 mg pro Tag) einer Kortison-Menge in Tabletten von 7–8 mg Prednisolon. Mit dem Spray bzw. Pulver können Sie also Kortison-Tabletten einsparen.

5

Mit zwei einfachen Maßnahmen lassen sich die Nebenwirkungen des Kortisons auf dem Weg in die Lunge verhindern: Nach jeder Inhalation müssen Sie den Mund- und Rachenraum reinigen, z. B. indem Sie etwas essen, den Mund spülen oder die Zähne putzen. Wenn Sie ein kortisonhaltiges Dosieraerosol (Spray) mit dem Treibgas FCKW verwenden, müssen Sie eine Inhalationshilfe (Spacer) einsetzen. Mit dieser Inhalationshilfe werden Ablagerungen vom Kortison im Mund- und Rachenraum verringert, außerdem gelangt mehr Wirkstoff in die Lunge.

5

Checkliste für das Kortison zur Inhalation

▶ **Wirkungsart:** entzündungshemmend. Das Kortison zur Inhalation ist unverzichtbar in der entzündungshemmenden Basistherapie.

▶ **Wirkungseintritt:** verzögert. Kortison-Spray bzw. Pulver wirkt vorbeugend: Nur bei regelmäßiger Anwendung können Anfälle verhindert werden. Der volle Schutz setzt erst nach ca. 2 Wochen ein. Dies ist ein weiterer Grund, warum die Einnahme nicht unterbrochen werden darf.

▶ **Notfall:** Nicht im Notfall. Kortison-Spray bzw. Pulver ist zu niedrig dosiert für den Anfall. Im Notfall müssen Sie Kortison hochdosiert als Tablette einsetzen.

▶ **Dosierung:** regelmäßig und vorbeugend. Kortison wird zweimal täglich inhaliert, die Anzahl der Hübe ist von dem Präparat und der Dosis pro Hub abhängig.
- niedrige Dosis: z. B. 500 µg Beclomethason*, 400 µg Budesonid*, 250 µg Fluticason*
- normale (mittlere) Dosis: z. B. 1000 µg Beclomethason*, 800 µg Budesonid*, 500 µg Fluticason*
- hohe Dosis: z. B. 2000 µg Beclomethason*, 1600 µg Budesonid*, 1000 µg Fluticason*

* Dosierungen gelten nur für FCKW-haltige Dosieraerosole.

Kortison-Tabletten (Tabletten-Kortison, systemisches Kortison)

Der Einsatz des Kortisons zum Inhalieren seit den siebziger Jahren war ein wesentlicher Fortschritt in der Behandlung des Asthma bronchiale. Endlich konnte die entzündungshemmende Wirkung des Kortisons genutzt werden, ohne die typischen Kortison-Nebenwirkungen in Kauf nehmen zu müssen.

Dennoch gibt es Zeiten, in denen alle Asthmatiker Kortison-Tabletten benötigen, wenn sich die Stabilität der Atemwege rasch verschlechtert (z.B. Infekte) oder die Anpassung an eine besondere Situationen (z.B. Operation, Geburt) erforderlich ist. Meist genügt dann der kurzzeitige, aber hochdosierte Einsatz nach einem einfachen Schema (Kortison-Stoßtherapie). Entscheidend ist zudem der frühzeitige Beginn der Therapie, um einen schweren Anfall zu verhindern. Oft müssen Sie auch selbständig eine Kortison-Stoßtherapie einleiten, natürlich wird später die Fortführung der Behandlung mit Ihrem Arzt besprochen.

Für die Kortison-Stoßtherapie gibt es einige bewährte Grundsätze:

- Als Startdosis sind mindestens 40 mg Kortison (Prednisolon) pro Tag an den ersten vier Tagen empfehlenswert. Eine geringere Dosis ist nicht sinnvoll, denn statt vermeintlich Kortison einzusparen, sind später wesentlich höhere Mengen erforderlich.
- Die Tagesdosis sollte morgens bis 8 Uhr eingenommen werden, dann wird der körpereigene Rhythmus am wenigsten gestört. Wenn Sie auch nachts Atemnot haben, verteilen Sie die Tagesdosis auf zwei Drittel am Morgen und ein Drittel am Nachmittag.
- Die Kortison-Stoßtherapie über mehrere Tage muss nach einem Schema reduziert werden, d.h. man schleicht mit der Dosis langsam aus. Wenn Sie Kortison einnehmen, produziert die Nebenniere selbst weniger körpereigenes Kortison. Beenden Sie plötzlich die Kortison-Einnahme, kann die Nebenniere nicht so schnell wieder selbst Kortison herstellen und der Körper hat plötzlich Kortison-Mangel.
- In einigen Fällen genügt eine Kortison-Stoßtherapie über wenige Tage, dann können Sie auch die Einnahme des Kortisons abrupt beenden. Dieses Vorgehen müssen Sie aber mit Ihrem Arzt absprechen.

Der wertvollen entzündungshemmenden Wirkung des Kortisons als Tablette oder Spritze stehen eine Reihe von

Kortison als Tablette ist der einzige Wirkstoff, der die Verschlechterung der Entzündung in den Atemwegen rasch zurückdrängt.

Kortison-Stoßtherapie: Im Notfall selbständig einleiten, mit dem Arzt die Fortführung besprechen.

unerwünschten Nebenwirkungen unterschiedlicher Ausprägung gegenüber. Was wirkt, hat eben auch Nebenwirkungen, das ist unbestritten: Nach mehr als 50 Jahren Erfahrung im Umgang mit diesem Wirkstoff sind alle unerwünschten Wirkungen bekannt, außerdem weiß man, wie
das Medikament optimal zu dosieren ist, um diese möglichst gering zu halten. Gerade bei der Kortison-Stoßthera-

Tag	Dosierung	Tabletten
1	40 mg	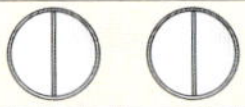
2	40 mg	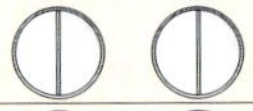
3	40 mg	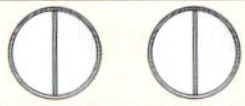
4	40 mg	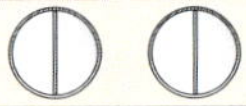
5	**30 mg**	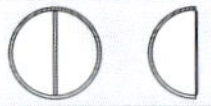
6	**30 mg**	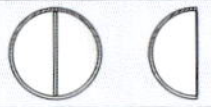
7	**30 mg**	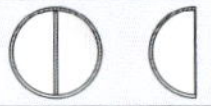
8	**30 mg**	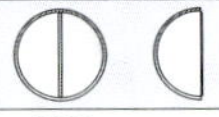
9	20 mg	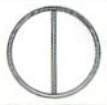
10	20 mg	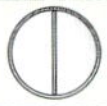
11	20 mg	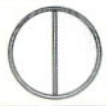
12	20 mg	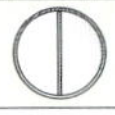
13	**10 mg**	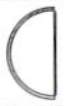
14	**10 mg**	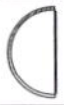
15	**10 mg**	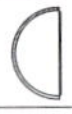
16	**10 mg**	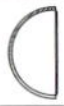

Abb. 22: Das Sche-
ma der Kortison-
Stoßtherapie: Be-
ginn mit 40 mg Kor-
tison (Prednisolon),
Verringerung alle
4 Tage um 10 mg.
In dieser Abbildung
entspricht eine
Tablette 20 mg
Kortison.

pie, die nur rund zwei Wochen dauert, treten kaum ernsthafte Nebenwirkungen auf. Das ist natürlich anders, wenn das Kortison über einen längeren Zeitraum eingenommen werden muss. Aber alle ernsthaften Nebenwirkungen sind mittlerweile bekannt. Zahlreiche Möglichkeiten stehen zur Verfügung, um zumindest einen Teil davon zu verhindern oder wenigstens abzumildern:

In: Kortison zum Inhalieren.
Out: Kortison als Spritze in den Muskel, neben einer ungenauen Dosierung kann es auch zu Infektionen an der Einstichstelle kommen.

- **Osteoporose**: zur Vorbeugung Sport, kalziumreiche Kost, Kalziumtabletten, Vitamin-D-Präparate, Bisphosphonate, bei Frauen nach der Menopause eventuell Hormon-Präparate.
- **Augenveränderungen**: regelmäßige augenärztliche Kontrollen.
- **Neigung zu Magengeschwüren**: evtl. Magenschutz-Tabletten, Vorsicht bei gleichzeitiger Einnahme von Schmerz- und Rheumamitteln.

5

Dauertherapie mit Kortison-Tabletten

Nur wenige Asthmatiker, die eine schwere Verlaufsform der Erkrankung haben, benötigen eine Dauertherapie mit Kortison-Tabletten, um die Atemwege zu stabilisieren. Hier sollte eine möglichst geringe Dosis angestrebt werden. Oft kann eine höhere Dosis Kortison-Pulver bzw. Spray die Tablettenmenge reduzieren oder ganz einsparen. In diesen Fällen darf die Behandlung mit Kortison niemals selbständig ohne ärztliche Rücksprache plötzlich abgesetzt werden, da es sonst zu einem schweren Notfall kommen kann.

Nebenwirkungen von Kortison-Tabletten

- Knochenbrüchigkeit (Osteoporose);
- Auftreten eines versteckten Bluthochdrucks (Hypertonie) und einer Zuckerkrankheit (Diabetes mellitus);
- Gewichtszunahme durch Appetitsteigerung;
- Hautveränderungen;

- kräftiges Gesicht, Stammfettsucht (sog. »Cushing-Syndrom«);
- Wassereinlagerungen (Ödeme);
- grüner Star (Glaukom), grauer Star (Katarakt);
- Abnahme der Muskelkraft;
- Magengeschwüre in Verbindung mit der Einnahme von Schmerz- und Rheumamitteln;
- Beeinflussung der Psyche.

Checkliste für die Kortison-Tabletten

▶ **Wirkungsart:** entzündungshemmend.

▶ **Wirkungseintritt:** verzögert, deshalb frühzeitig beginnen.

▶ **Notfall:** Wichtig für den Notfall. Gerade im Notfall ist der frühzeitige und hochdosierte Einsatz von Kortison-Tabletten lebensrettend.

▶ **Dosierung:**
- Notfall: 40–100 mg Kortison-Tabletten.
- Kortison-Stoßtherapie: Beginn mit 40 mg, Verringerung alle vier Tage um 10 mg.
- Kortison-Dauertherapie: Möglichst niedrige individuelle Dosierung.

Kombinationen verschiedener Wirkstoffe

Sinnvolle Kombination vereinfacht die Asthmatherapie.

Die einzelnen Wirkstoffe in der Asthmatherapie – von den Betamimetika bis zum Kortison – kennen Sie jetzt schon. Zusätzlich gibt es auch Kombinationen verschiedener Einzelwirkstoffe, was zunächst für den Laien verwirrend ist.

Dabei ist die Kombination von Wirkstoffen nützlich, wenn dadurch die Anwendung erleichtert wird und die Wirkstoffe richtig zusammenwirken. Zwei sind besonders hervorzuheben:

Zum einen die Kombination aus einem kurz wirksamen Betamimetikum (Fenoterol) und einem weiteren atemwegserweiternden Wirkstoff Ipratropiumbromid (Berodual). Bei vergleichbarer atemwegserweiternder Wirkung wird ein Teil der Dosis des Betamimetikums eingespart, so dass die Nebenwirkungen des Betamimetikums geringer sind. Allerdings ist zu beachten, dass die andere Substanz erst verzögert die volle atemwegserweiternde Wirkung entwickelt, so dass eine Peak-Flow-Kontrolle erst nach 30 Minuten zweckmäßig ist.

Eine weitere sinnvolle Kombination besteht aus einem Kortison zum Inhalieren und einem lang wirksamen Betamimetikum. Beide Substanzen werden ja regelmäßig und vorbeugend zweimal täglich inhaliert, somit vereinfacht die Kombination wesentlich die Anwendung. Diese Kombination ist vor allem für das mittelschwere bis schwere Asthma geeignet.

5

Checkliste

Kombinationspräparat kurz wirksames Betamimetikum (Fenoterol) mit einem weiteren atemwegserweiternden Wirkstoff Ipratropiumbromid (Berodual)

▶ **Wirkungsart:** atemwegserweiternd.

▶ **Wirkungseintritt:** sofort nach wenigen Minuten.

▶ **Notfall:** Im Notfall werden sofort die Atemwege erweitert.

▶ **Dosierung:** meist bedarfsweise, maximal 8–10 Hübe pro Tag. Zunehmender Verbrauch bzw. abnehmende Wirkungsdauer bedeutet eine Verschlechterung der Atemwegssituation, d. h. die Basisbehandlung muss überprüft und verbessert werden.

Checkliste

Kombinationspräparat Kortison zum Inhalieren und lang wirksames Betamimetikum (Atmadisc, Symbicort, Viani)

▶ **Wirkungsart:** entzündungshemmend (Kortison-Pulver) und atemwegserweiternd (lang wirksames Betamimetikum).

▶ **Wirkungseintritt:** abhängig von dem lang wirksamen Betamimetikum (rasch beim Symbicort bzw. verzögert bei Viani und Atmadisc).

▶ **Notfall:** Derzeit nicht für den Notfall zugelassen.

▶ **Dosierung:** regelmäßig und vorbeugend. Diese Kombination ist besonders für die Dauertherapie bei mittelgradigem und schwerem Asthma geeignet.

Checkliste

Kombinationspräparat kurz wirksames Betamimetikum und Cromoglicin (Aarane, Allergospamin, Ditec)

▶ **Wirkungsart:** entzündungshemmend (Cromoglicin) und atemwegserweiternd (kurz wirksames Betamimetikum).

▶ **Wirkungseintritt:** schnell (kurz wirksames Betamimetikum).

▶ **Notfall:** Im Notfall erweitert das kurz wirksame Betamimetikum die Atemwege.

▶ **Dosierung:** Das Cromoglicin wirkt antiallergisch, es kann beim allergischen Asthma regelmäßig und vorbeugend angewendet werden. Die Betamimetika erweitern die Atemwege und werden bedarfsweise eingesetzt.

Menschliches zu Medikamenten

1. Medikament wieder nicht eingenommen!

- Oft denkt man: »Es geht mir auch ›ohne‹ gut«. Das ist ein verhängnsivoller Trugschluss, denn nach dem Absetzen braucht man oft Wochen, um den vorherigen Stand zu erreichen.
- »Mit Sicherheit gibt es Nebenwirkungen!« Jedes Medikament, das wirkt, hat natürlich auch Nebenwirkungen. Aber die Folgen einer Nichtbehandlung sind meist schwerwiegender als mögliche Nebenwirkungen.
- »Ich spüre die positiven Wirkungen nicht sofort.« Zielen Sie auf dic langfristige Wirkung, denn z. B. entwickelt das Kortison zum Inhalieren erst nach zwei Wochen die volle Wirkung.
- »Ich habe Angst, von dem Medikament abhängig zu werden.« Von den Asthma-Medikamenten kann man keinesfalls abhängig werden. Aber denken Sie an einen Brillenträger: Ein Kurzsichtiger ohne Brille sieht schlecht, ein Asthmatiker ohne Medikamente bekommt schlecht Luft.

2. Nicht die Übersicht verlieren!

Machen Sie sich einen Plan für die Einnahme der Medikamente. In dieser Liste, die immer auf dem aktuellsten Stand sein muss, notieren Sie oder der Arzt Ihre Medikamente mit Menge und Tageszeit.

3. Nicht selbstständig die Medikation verändern!

Setzen Sie keine Medikamente ab und ändern Sie nicht die Dosis, ohne vorher mit Ihrem Arzt gesprochen zu haben.

4. Medikament vergessen?

Wenn Sie die Einnahme eines Medikamentes versäumt haben, holen Sie dies nach, sobald Sie es bemerkt haben. Nehmen Sie nicht die doppelte Menge, um den Fehler wieder gutzumachen. Besprechen Sie dies auch mit Ihrem Arzt.

5

5. Nur was korrekt gelagert ist, kann helfen!
Bewahren Sie Ihre Medikamente in geeigneten Behältern auf (kühl und trocken), um zu verhindern, dass die Wirkung verloren geht. Sehen Sie Ihren Medikamentenschrank von Zeit zu Zeit durch, kontrollieren Sie die Verfallsdaten und bringen Sie alte Medikamente zum Apotheker.

6. Wir sind alle nur Menschen, und die vergessen oft Wichtiges:
Um die Medikamente nicht zu vergessen, können Sie z. B. das Kortison-Pulver bzw. Spray auf den Frühstückstisch legen, das lang wirksame Betamimetikum auf das Nachtkästchen oder das Notfall-Spray für den Sport in den Turnschuh.

5

Ein kleines Spiel: Kennen Sie Ihre Medikamente?

Überlegen Sie, ob Sie Ihre Asthmamedikamente den Wirkstoffgruppen zuordnen können. Also ob Sie wissen, welches Ihr Notfallspray, welches das Kortison zum Inhalieren oder das lang wirksame Betamimetikum ist ... Um Ihnen die Orientierung im »Wirrwarr« der Medikamente zu erleichtern, haben wir im Anhang eine aktuelle Liste aller gebräuchlichen Medikamente zusammengestellt (siehe S. 96). Nehmen Sie sich die Zeit, und suchen Sie Ihre Medikamente heraus.

6 Dosisanpassung an den Schweregrad der Atemwegsverengung

Das Ziel einer erfolgreichen Asthma-Therapie ist Ihr Wohlbefinden, also weitgehende Beschwerdefreiheit und stabile Peak-Flow-Werte, natürlich bei möglichst wenig Medikamenten. Und es ist nicht umgekehrt: also möglichst wenig Medikamente einzunehmen, ohne Rücksicht auf die Beschwerden.

Die Schwere Ihres Asthmas ist variabel, also muss auch die Medikation variabel sein. Nur so können Sie sicher sein, nicht unnötig zu viele Medikamente einzunehmen oder, was noch gefährlicher ist, die Erkrankung nicht ausreichend zu behandeln. Viele wissenschaftliche Untersuchungen haben sich mit vermeidbaren Ursachen von Asthmaanfällen beschäftigt und sind zu interessanten Ergebnissen gelangt:

Viele Asthmaanfälle lassen sich vermeiden: das Asthma kontrollieren, die Medikamente zuverlässig einnehmen, rechtzeitig reagieren bei Verschlechterung.

● Viele Asthmatiker erkennen oft nicht rechtzeitig eine Verschlechterung der Stabilität der Erkrankung oder unterschätzen das Ausmaß, weil sie nicht in der Lage sind, die Erkrankung selbstandig zu kontrollieren.

● Die meisten Anfälle wurde bei Asthmatikern beobachtet, deren medikamentöse Behandlung unzureichend war. Oft wurden die Versäumnisse gerade bei der entzündungshemmenden Therapie mit Kortison zum Inhalieren beobachtet: Das ist besonders schlimm, denn dann fehlt der Asthmabehandlung das Fundament.

● Asthmatiker, die ihre Medikamente unzuverlässig einnehmen (schlechte Compliance), haben häufiger Anfälle.

6

Oft geschieht dies aus Angst und Unwissenheit, manchmal aber auch aus Nachlässigkeit.

● Es besteht eine große Diskrepanz zwischen theoretischem »Wissen« und praktischem »Handeln«: Viele Asthmatiker erkennen zwar rechtzeitig eine Verschlechterung der Stabilität der Atemwege und wissen auch, was zu tun ist, aber sie reagieren nicht. Meistens weil sie hoffen, es wird schon wieder. Also machen Sie nicht den gleichen Fehler.

Wenn Sie bisher noch keinen persönlichen Medikamentenplan haben, sollten Sie dies umgehend nachholen.

Das Handwerkszeug, also die Voraussetzungen, um eine erfolgreiche Dosisanpassung der Medikamente auch praktisch umzusetzen, haben Sie bereits:

• Sie können Ihr Asthma selbstständig kontrollieren mit Peak-Flow-Meter und Tagebuch (siehe S. 34), außerdem achten Sie auf die »7 Warnsymptome« (siehe S. 39).
• Sie kennen Ihre Medikamente mit Wirkungen und Nebenwirkungen.
• Sie haben von Ihrem Arzt individuelle, schriftliche Anweisungen, welche Medikamente, abhängig von der Stabilität der Erkrankung, einzunehmen sind: Gerade diesen schriftlichen Anweisungen des Arztes, z. B. auf der letzten Seite des Asthmatagebuches, fällt eine Schlüsselrolle in einer erfolgreichen Therapie zu.

Sie kennen noch die Peak-Flow-Ampel? (siehe S. 36)

Den Zeitpunkt, wann Sie reagieren und Ihre Medikation anpassen müssen, zeigt die Peak-Flow-Ampel an: Wenn die Farbe von grün auf gelb umspringt und zusätzlich einige der »7 Warnsymptome« auftreten, ist es höchste Zeit zu handeln. Wenn Sie erst reagieren, nachdem die Ampel auf rot wechselt, haben Sie den entscheidenden Moment »verschlafen«, denn dann haben Sie das Peak-Flow-Meter und das Tagebuch eben nicht als »Frühwarnsystem« eingesetzt.

So wird die Medikamentendosis angepasst

Grüne Zone: Morgendliche Peak-Flow-Werte zwischen 80–100 % des persönlichen Bestwertes, geringe tageszeitliche Schwankung der Peak-Flow-Werte, praktisch keine Beschwerden.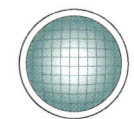

- Zunächst müssen Sie Ihre Medikamente zuverlässig einnehmen, um die Stabilität der Atemwege zu erhalten. Auf keinen Fall dürfen Sie die entzündungshemmende Basistherapie (Kortison zur Inhalation) weglassen.
- Sie müssen mindestens vier Wochen stabile Atemwege haben, bevor Sie eine Veränderung der Medikamente in Absprache mit Ihrem Arzt nach dem Stufenschema wagen dürfen.

Gelbe Zone: Morgendliche Peak-Flow-Werte zwischen 50–80 % des persönlichen Bestwertes, zunehmende tageszeitliche Schwankung der Peak-Flow-Werte, zunehmende Beschwerden (»7 Warnsymptome«).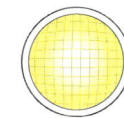

6

- Sie müssen jetzt zusammen mit Ihrem Arzt reagieren, um eine weitere Verschlechterung zu verhindern. Halten Sie sich an die schriftlichen Anweisungen zur Dosisanpassung, die Sie von Ihrem Arzt erhalten haben.
- Bei einer raschen Verschlechterung der Peak-Flow-Werte, z. B. im Rahmen eines Infektes, müssen Sie auch selbstständig eine Kortison-Stoßtherapie einleiten, um dann unverzüglich mit Ihrem Arzt das weitere Vorgehen zu besprechen.

Rote Zone: Morgendliche Werte unter 50 % des persönlichen Bestwertes, starke tageszeitliche Schwankung der Peak-Flow-Werte, ausgeprägte Beschwerden.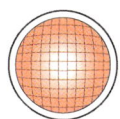

- Jetzt liegt ein Notfall vor. Orientieren Sie sich am Vorgehen im Asthmaanfall (siehe S. 86).

Nächtliche Atemnot

Häufig kommt es zwischen 2 und 5 Uhr zu Asthma-Anfällen, denn jeder Mensch hat aufgrund des Tag-/Nachtrhythmus in den frühen Morgenstunden engere Atemwege als am Tag. Bei Asthmapatienten führt diese Engstellung aber eher zu Beschwerden. Weitere Ursachen sind, dass der körpereigene Kortison- und Adrenalinspiegel in der Nacht erniedrigt ist, hinzu kommen die kühle Luft, ein verstärktes Austrocknen der Atmungsorgane sowie möglicherweise ein vermehrter Allergenkontakt (z. B. nächtlicher Pollenflug, Hausstaubmilben).

Atemnot in der Nacht ist immer ernst zu nehmen, denn ein medikamentös gut eingestellter Asthmatiker sollte nachts nicht wegen Atemnot aufwachen. Oftmals ist nächtliche Atemnot das erste Warnzeichen für einen drohenden Asthmaanfall. Sollte es häufiger zu nächtlicher Atemnot kommen, müssen Sie zusammen mit Ihrem Arzt die Therapie anpassen.

6

7 Körperliche Aktivität und Atemtherapie

Sport und Atemtherapie

Viele Asthmatiker haben die Erfahrung gemacht, dass körperliche Belastung zu Atemnot führt. Oft begannen diese negativen Erlebnisse bereits in der Kindheit, nicht selten begleitet von einer Befreiung vom Schulsport. Meist ist die Folge dieser Erfahrung die Vermeidung jeder größeren körperlichen Anstrengung. Genau das ist aber falsch, denn man setzt eine verhängnisvolle »Abwärtsspirale« in Gang: Die zunehmende Bewegungsarmut geht mit einem weiteren Verlust an Leistungsfähigkeit einher. Dadurch kommt es bei einer noch geringeren Belastung zu noch mehr Atemnot, und der Betroffene wird in seinem Vermeidungsverhalten bestärkt.

Dieser schleichende Verlust an körperlicher Belastbarkeit führt im Laufe vieler Jahre dazu, dass Asthmatiker im Vergleich zu Gleichaltrigen ohne Asthma körperlich weniger leistungsfähig sind. Für dieses Dilemma gibt es eine einfache Lösung: Sie müssen sich bewegen, und dazu wollen wir Ihnen hier Mut machen.

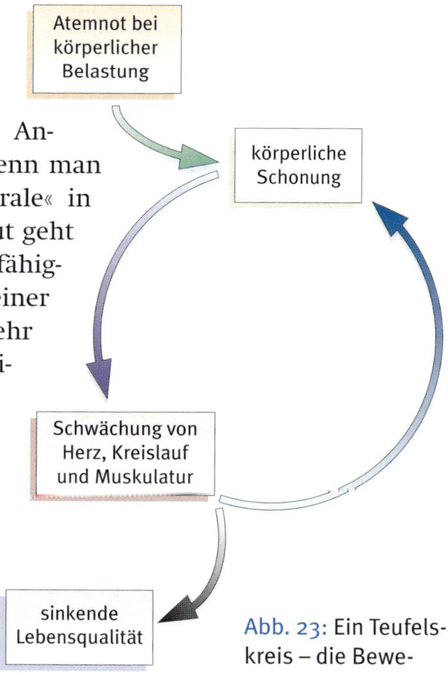

Körperliches Training kann zwar Ihre Lungenfunktion nicht verbessern, denn weder eine gesunde Lunge noch eine kranke Lunge ist trainierbar. Den Zugewinn an Leis-

Atemnot bei körperlicher Belastung

körperliche Schonung

Schwächung von Herz, Kreislauf und Muskulatur

sinkende Lebensqualität

Abb. 23: Ein Teufelskreis – die Bewegungsarmut und körperliche Schonung führen zu einem fortschreitenden Verlust an Leistungsfähigkeit.

Körperliche Aktivität kann auch Herz-Kreislauferkrankungen (Bluthochdruck, Herzinfarkt u. v. a. m.) verhindern.

tungsfähigkeit, den man durch Training erzielt, erreicht man durch eine Stärkung der Muskulatur des Körpers und durch eine Verbesserung der Atemtechnik.

Jetzt stellt sich aber die Frage, wie man das körperliche Training beginnen soll, wenn die jahrelange Bewegungsarmut das Selbstvertrauen in den eigenen Körper genommen hat. Vergleichbar den »Herzsportgruppen« gibt es mittlerweile auch »Lungensportgruppen«, in denen unter Anleitung speziell ausgebildeter Übungsleiter und mit ärztlicher Betreuung ein individuelles Trainingsprogramm durchgeführt werden kann. In einer Lungensportgruppe, die es auch als Schwimmgruppen gibt, gewinnen Sie die Freude an der Bewegung zurück.

Viele erfolgreiche Sportler haben Asthma: Sebastian Coe (Leichtathlet), Anna Friesinger (Eisschnellläuferin), Lothar Matthäus (Fußballer), Sandra Völker (Schwimmerin).

Warum ist Sport gerade für Asthmatiker sinnvoll?

- Steigerung der körperlichen Leistungsfähigkeit;
- Steigerung des Lebens- und Selbstwertgefühls;
- Abnahme des »Gefühls« Atemnot;
- Training der Muskulatur, was besonders für den Anfall wertvoll ist;
- Stärkung der körpereigenen Abwehrkräfte;
- Vorbeugung der Osteoporose, besonders bei Asthmatikern, die dauerhaft Kortison-Tabletten einnehmen;
- Signaleffekt für eine insgesamt gesündere Lebensführung.

Problematisch ist, dass bei einigen Asthmatikern körperliche Anstrengung zu einer Verengung der Atemwege führen kann. Dieses Anstrengungsasthma ist keine eigene Erkrankung, sondern hier trifft ein Auslöser, eben die körperliche Anstrengung, auf ein vorbestehendes Asthma. Gerade Kinder und Jugendliche haben häufig ein Anstrengungsasthma.

Ob Sie ein Anstrengungsasthma haben, kann man auch mit dem Peak-Flow-Meter feststellen: Ein Anstrengungsasthma ist wahrscheinlich, wenn während oder bis zu 30 Minuten nach der körperlichen Belastung die Peak-Flow-Werte um mehr als 20 % vom Ausgangswert abfallen.

Aber auch Asthmatiker mit Anstrengungsasthma können Sport treiben, wenn vor jeder körperlichen Aktivität vorbeugend gehandelt wird: Man schützt sich vor der Verkrampfung der Atemwege, wenn entweder 15 Minuten vorher ein Betamimetikum, Cromoglicin oder ein Kombinationspräparat aus beiden Inhaltsstoffen inhaliert wird. Gerade auch die Anti-Leukotriene, natürlich regelmäßig eingenommen, haben beim Anstrengungsasthma eine sehr gute vorbeugende Wirkung.

Jetzt bleibt nur noch zu sagen: Zögern Sie nicht, suchen Sie sich eine Lungensportgruppe.

Was müssen Sie für risikoarmen Sport beachten?

- Günstig für Asthmatiker sind dynamische Sportarten (z. B. Schwimmen, Wandern, Tanzen, Fahrrad fahren, Walking, Joggen, Segeln).
- Als ungünstig haben sich Sportarten mit einer plötzlichen und maximalen Anstrengung erwiesen (z. B. nicht angeleiteter Kraftsport).
- Beachten Sie bei Mannschaftsspielen, dass Sie Ihre Leistungsfähigkeit in der Spielbegeisterung oft überschätzen können.
- Treiben Sie Sport nur bei stabilen Atemwegen (grüne Zone).
- Achten Sie auf die Umgebung: Allergien beachten; kaltes Wasser, kalte Luft und große Höhen (› 2000 m) meiden.
- Planen Sie eine ausreichende Aufwärmphase ein (10–15 min), meiden Sie kurze und starke Belastungen.
- Inhalieren Sie bei bekanntem Anstrengungsasthma 15 min vorher ein kurz wirksames Betamimetikum.
- Führen Sie immer Ihr Notfallspray und das Peak-Flow-Meter mit.
- Machen Sie, wenn möglich, nicht allein Sport. Ein Mobiltelefon kann zusätzlich Sicherheit geben.

7

Grundlagen der Atemtherapie

Wer Atemtherapie gut beherrschen will, muss regelmäßig üben.

Die Atemtherapie ist eine weitere Säule einer erfolgreichen Asthmabehandlung: Sie ist allerdings nur dann wirklich sinnvoll, wenn sie in das tägliche Leben eingebunden ist: Das beginnt mit den richtigen Atemtechniken im Alltag, dem Einsatz der »dosierten Lippenbremse« oder der Kopplung von Atmung und Bewegung bei jeder Anstrengung und endet bei den atemerleichternden Körperstellungen im Notfall.

Durch das Lesen eines Buches kann man natürlich die Atemtherapie nicht erlernen. Suchen Sie sich daher eine Atemtherapiegruppe, die von einem speziell fortgebildeten Physiotherapeut geleitet wird, oder lassen Sie sich die Atemtherapie von Ihrem Arzt als Einzeltherapie verordnen. Auch in den Lungensportgruppen bekommen Sie die Grundlagen der Atemtherapie vermittelt.

7

Die »dosierte Lippenbremse« gerade in beschwerdefreien Zeiten üben.

»Dosierte Lippenbremse«

Die »dosierte Lippenbremse« verhindert den Kollaps der Atemwege bei der Ausatmung, außerdem strömt die Luft gleichmäßiger und vollständig aus. Durch den gezielten Einsatz der »dosierten Lippenbremse« wird die Leistungsfähigkeit bei körperlicher Belastung deutlich erhöht, zudem ist sie im Asthmaanfall als Unterstützung hilfreich. Dem erhöhten Druck im Brustkorb wird ein erhöhter Druck in den Atemwegen entgegengesetzt, indem gegen den Widerstand der Lippen ausgeatmet wird. Die »dosierte Lippenbremse« ist einfach: Sie atmen gegen die locker aufeinander liegenden Lippen aus. Sie müssen die »dosierte Lippenbremse« regelmäßig trainieren, um sie bei Atemnot ohne Konzentration anwenden zu können.

Ohne dosierte Lippenbremse

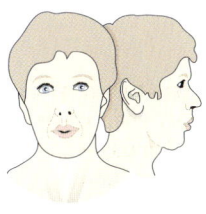

Kompression der Atemwege-
Lunge überbläht

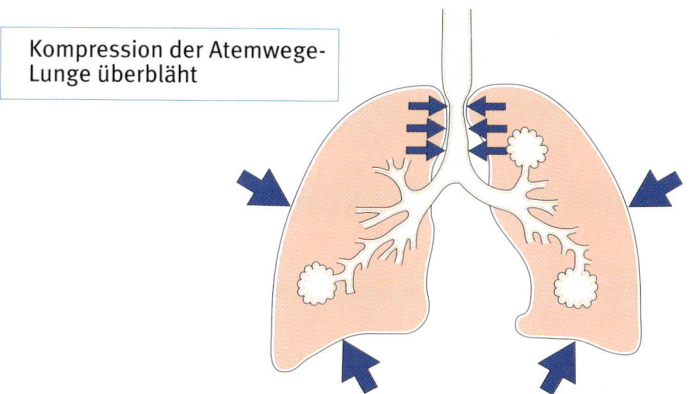

Mit dosierter Lippenbremse

Weithalten der Atemwege-
Lunge entbläht

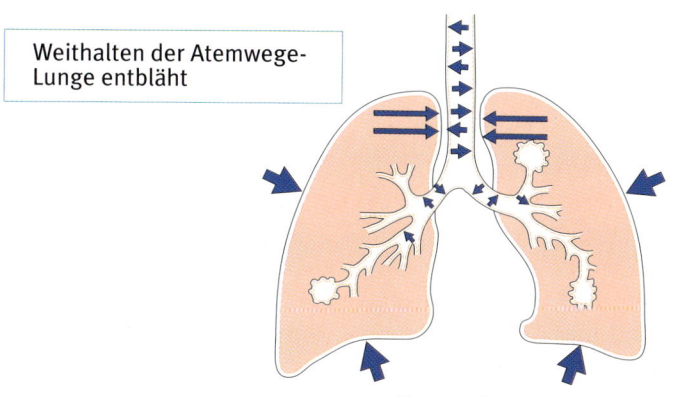

7

Atmung besser

Abb. 24: Die Abbil-
dung erläutert die
Vorteile der »dosier-
ten Lippenbremse«.

Atemerleichternde Körperstellungen

Arme und Schulter-
gürtel wiegen zu-
sammen immerhin
zwischen 8 u. 10 kg.
Die atemerleichtern-
den Körperstellun-
gen nehmen Ihnen
dieses Gewicht ab.

Die atemerleichternden Körperstellungen entlasten Sie vom Gewicht der Arme und des Schultergürtels. Die Rückenmuskulatur entspannt sich, da durch die geringere Muskelarbeit weniger Energie und Sauerstoff verbraucht werden. Zudem ist der Bauch frei, so dass mit der Zwerch- und Bauchfellatmung die unteren Lungenabschnitte besser belüftet werden.

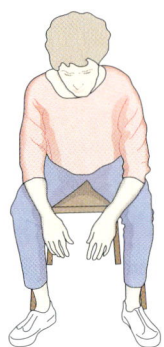

Kutschersitz

7

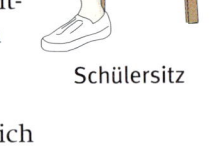

Schülersitz

- Kutschersitz: Setzen Sie sich auf die vordere Kante des Stuhls. Die Knie sind gespreizt, die Handflächen bzw. die Ellenbogen liegen auf den Knien und die Arme sind leicht gebeugt. Achten Sie wieder darauf, dass der Rücken gerade und der Bauch entspannt ist.
- Fersensitz: Die Knie liegen eng nebeneinander, die Fersen fallen auseinander und das Gesäß senkt sich auf die Innenseite der Füße. Die Fersen liegen an den Seiten der Hüften und die Handflächen auf den Oberschenkeln, während die Arme leicht gebeugt sind. Achten Sie darauf, dass der Rücken gerade und der Bauch entspannt ist. Atmen Sie jetzt langsam ein und mit Hilfe der »dosierten Lippenbremse« wieder aus.
- Treppengeländerstütze: Sie stützen sich mit vorgebeugtem Oberkörper und gestreckten Armen, mit geradem Rücken und entspanntem Bauch auf ein Treppengeländer.
- Weitere atemerleichternde Körperstellungen: Verschränkte Arme hinter dem Kopf, Stuhlstütze, Sportlerstellung, Tischstütze.

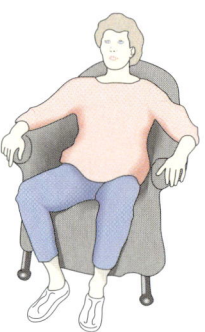

Paschasitz

Sicherlich erkennen Sie die eine oder andere Atemstellung wieder, die Sie schon immer benutzt haben, wenn Sie Atemnot hatten. Setzen Sie diese hilfreichen Stellungen auch ein, wenn Sie beobachtet werden. Denn jetzt steht die Beseitigung der Atemnot und nicht die Neugierde der anderen im Vordergrund.

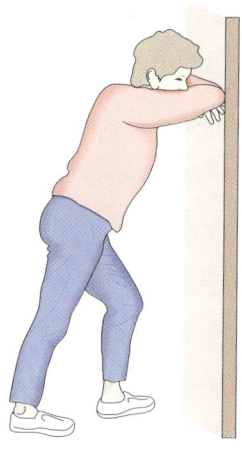

Wandstellung

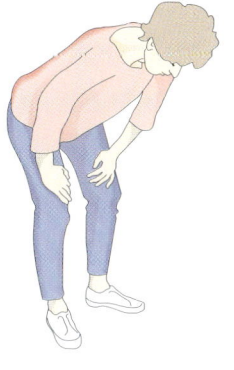

Torwartstellung

Abb. 25: Leichter atmen, gerade im Anfall – die atemerleichternden Körperstellungen helfen dabei.

7

8 Der Bronchialinfekt

Was ist ein Bronchialinfekt?

Asthmatiker sind besonders anfällig für Atemwegsinfekte.

Ein Atemwegsinfekt entsteht, wenn Krankheitserreger in die Atemwege eindringen, sich dort vermehren und eine Entzündungsreaktion verursachen. Auslöser dieser Infekte sind entweder Viren oder auch Bakterien. Oft beginnt ein Atemwegsinfekt zuerst mit einem viralen Infekt, anschließend folgt die bakterielle Besiedelung. Sie bemerken zunächst den vermehrten weißlichen Auswurf, später dann die gelb-grüne Verfärbung, die jetzt die Besiedlung durch Bakterien anzeigt.

Wichtig ist für Sie, dass Sie frühzeitig einen Infekt der Atemwege erkennen. Denn meistens führen diese Infekte zu einer dramatischen Verschlechterung der Erkrankung. Die typischen Anzeichen eines Bronchialinfektes kennen Sie alle: allgemeines Krankheitsgefühl, vermehrtes Schwitzen, Fieber, vermehrter Husten, Änderung des Auswurfs (z. B. größere Menge, vermehrte Zähigkeit, weiß-grauer Auswurf). Dazu kommen noch weitere, für den Asthmatiker typische Beschwerden, auf die Sie besonders achten sollten: Abfall der Peak-Flow-Werte, zunehmende Atemnot, Abnahme der körperlichen Leistungsfähigkeit, Zunahme des Verbrauchs an atemwegserweiternden Medikamenten.

Wenn Sie auf die »7 Warnsymptome« achten, erkennen Sie frühzeitig einen Infekt.

8

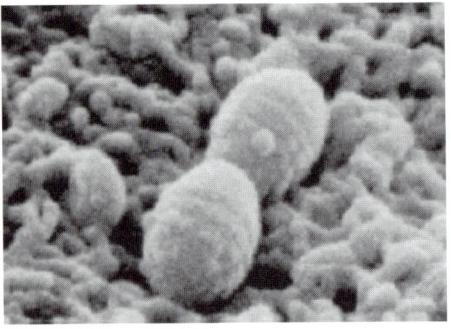

Abb. 26: Die Pneumokokken gehören zu den häufigsten Erregern von Atemwegsinfekten (elektronenmikroskopische Aufnahme).

Behandlung von Atemwegsinfekten

Für alle Bronchialinfekte gilt eine »eiserne Regel«: Auf keinen Fall Selbstbehandlung, sondern frühzeitig den Arzt aufsuchen, um eine dramatische Verschlechterung des Asthmas zu vermeiden.

Atemwegsinfekte: Frühzeitig erkennen, rechtzeitig behandeln.

Bei vielen Infekten ist, um die Atemwege rasch zu stabilisieren, eine Kortison-Stoßtherapie erforderlich. Diese können Sie auch, falls notwendig, selbständig einleiten, die Fortführung muss dann natürlich mit Ihrem Arzt besprochen werden. Für diesen Zweck sollten Sie immer eine ausreichende Menge Kortison-Tabletten zu Hause oder in Ihrer Reiseapotheke haben.

Infekt: Meist ist eine Kortison-Stoßtherapie erforderlich.

Wenn Bakterien als Verursacher des Infektes vermutet oder nachgewiesen werden, kommen Antibiotika zum Einsatz, die gezielt die Bakterien bekämpfen. In der Regel müssen Antibiotika je nach Wirkstoff mindestens 3–7 Tage lang eingenommen werden. Gerade hier sollte man sich an die Anweisungen des Arztes halten: Vor allem dürfen die Antibiotika nicht direkt nach Besserung der Beschwerden verfrüht abgesetzt werden. Das ist falsch und auch gefährlich, denn so werden widerstandsfähige Bakterien herausgezüchtet. Die meisten Antibiotika sind gut verträglich, häufigere Nebenwirkungen sind allergische Reaktionen oder Magen-Darm-Unverträglichkeiten.

Das Penicillin ist das erste Antibiotikum: Es wurde von A. Flemming im Jahr 1928 entdeckt.

»Schleimlösende« Medikamente (Acetycystein, Ambroxol oder Myrthol) und auch physikalische Maßnahmen zur Sekretmobilisierung (Vibrationsmassage, Hustentechniken, Flutter, RC-Cornet) können zur Linderung der Beschwerden beim Bronchialinfekt beitragen.

8

Vorbeugung ist besser

Infekte vermeiden ist ein wesentliches Ziel für jeden Asthmatiker. Wenn man einige Dinge beachtet, kann man die Häufigkeit und die Ausprägung von Atemwegsinfekten verringern. Die wichtigsten Maßnahmen gehören zum Allgemeingut: Meiden von Nikotin und Alkohol, gesunde und vitaminreiche Ernährung, angepasste Kleidung, geregelte Lebensweise, ausgewogene körperliche Aktivität, Waschen der Hände vor dem Essen und nach Kontakt mit erkälteten Menschen. Wichtig ist aber auch, Ansteckungssituationen aus dem Weg zu gehen (z.B. überfüllte öffentliche Verkehrsmittel, erkrankte Angehörige oder Freunde) und einfache Hygieneregeln (regelmäßige Reinigung z.B. medizinischer Geräte wie Düsenvernebler, Peak-Flow-Meter und Flutter) zu beachten.

Impfung: Training der Körperabwehr gegen Krankheitserreger.

Noch wichtiger, aber leider oft unzureichend umgesetzt, sind die Schutzimpfungen. Nicht zu Unrecht wird hierzulande von einer »Impfmüdigkeit« gesprochen. Dabei ist das Prinzip der Impfung bestechend einfach: Das Abwehrsystem des Körpers wird trainiert, indem abgeschwächte oder abgetötete Krankheitserreger gespritzt werden. Greifen dann die richtigen, gefährlichen Erreger den Körper an, ist das Abwehrsystem vorbereitet und die Erkrankung wird verhindert oder zumindest abgeschwächt.

8

Zwei wichtige Impfungen sollten Asthmatiker haben. Diese werden auch von einem Expertenrat, der Ständigen Impfkommission am Robert-Koch-Institut (STIKO), empfohlen.

- **Grippe-Schutzimpfung:** Die Grippe ist eine schwerwiegende Erkrankung, die als Epidemie bei abwehrschwachen Menschen sogar Todesopfer fordern kann. Da sich die Grippeviren jährlich verändern, muss die Grippeschutzimpfung jedes Jahr aufgefrischt werden. Bitte verwechseln Sie nicht die klassische Grippe mit einer einfachen Erkältung: Die Grippeschutzimpfung schützt vor dieser schweren Erkrankung, nicht jedoch vor einfachen Erkältungen.

- **Pneumokokken-Schutzimpfung**: »Pneumokokken« heißen die Bakterien, die häufig Auslöser von bakteriellen Atemwegsinfekten sind. Diese Impfung sollte nach sechs Jahren aufgefrischt werden.

So genannte »abwehrstärkende« Medikamente sind in der Wirkung umstritten, möglicherweise können schleimlösende Medikamente mit den Wirkstoffen Acetylcystein, wenn man sie in den Wintermonaten regelmäßig einnimmt, vor Infekten schützen.

Die »spanische« Grippe hat Anfang des letzten Jahrhunderts Millionen von Todesopfern gefordert.

8

9 Der Asthmaanfall: Richtig handeln Schritt für Schritt

Geschulte Asthmatiker haben weniger Anfälle. Und wenn doch, wissen Sie, was zu tun ist.

Einen Asthmaanfall, also plötzliche schwere Atemnot, haben schon viele Asthmatiker erleben müssen. Zu Recht hat man Angst davor. Wenn man Asthmatiker befragt, wie schnell sich die Atemnot entwickelt hat, bekommt man meist zur Antwort: Innerhalb weniger Minuten waren die Atemwege so eng, dass ich keine Luft mehr bekommen habe. Das trifft sicherlich für einige Anfälle zu, doch man weiß, dass sich häufig die Atemnot schleichend über viele Tage entwickelt. Nur hat die Verschlechterung in kleinen Schritten keiner wahrgenommen, bis zu dem Moment, wo die Atemnot so schwer war, dass sie nicht mehr zu verdrängen war.

Die meisten Asthmaanfälle kündigen sich lange vorher an: Man muss nur die Warnzeichen frühzeitig erkennen.

Die Schlussfolgerung liegt auf der Hand: Die Sinne schärfen und auf die »7 Warnsymptome« achten:

Achten Sie auf die »7 Warnsymptome«:

❶ Peak-Flow-Ampel: Abfall der Morgenwerte, Zunahme der tageszeitlichen Schwankung, Umschalten der Ampel von »grün« auf »gelb«.

❷ Zunahme der Atemnot, besonders nachts.

❸ Verstärkung des Hustens, besonders nächtliche Hustenattacken.

❹ Veränderung des Auswurfs (Menge, Farbe, Zähigkeit).

❺ Abnahme der körperlichen Belastbarkeit.

❻ Steigender Verbrauch des Notfallsprays.

❼ Auftreten von Anzeichen eines Infektes: z.B. Fieber, gelb-grüner Auswurf usw.

Wichtige Tipps für den »Ernstfall«

- Das richtige Vorgehen im Notfall sollten Sie mit Ihren Angehörigen durchsprechen, so weiß dann jeder, was zu tun ist.
- Notfallplan: Ein Notfall ruft meist viel Aufregung hervor. Lassen Sie sich von Ihrem Arzt einen individuellen Notfallplan zusammenstellen, damit in der Hektik nichts vergessen wird. Hierfür gibt es von der Deutschen Atemwegsliga einen kleinen handlichen Notfallausweis im Scheckkartenformat.
- Notfallnummern: Notieren Sie auf jeden Fall die Notfallnummern auf dem Telefon. Rufen Sie die Notfallnummer Tel. 112 oder 19222. Verlangen Sie deutlich einen Rettungswagen mit Notarzt. Verwechseln Sie das nicht mit dem Kassenärztlichen Notdienst (»Taxi-Arzt«). Verschwenden Sie keine Zeit, indem Sie versuchen, den Hausarzt zu erreichen, und fahren Sie nicht selbst zum Arzt.
- Notfallbox: Lassen Sie sich die Notfallmedikamente von Ihrem Arzt (z. B. Kortison-Tabletten, Theophyllin-Trinkampulle) in einer kleinen Notfallbox zusammenstellen.

Der leichte Asthmaanfall

Was im Anfall zu tun ist, wissen Sie eigentlich schon, denn wir haben es in den Kapiteln zuvor schon erarbeitet. Es geht jetzt nur noch darum, die verschiedenen Maßnahmen in die richtige Reihenfolge zu bringen. Wir wollen das Vorgehen im Asthmaanfall Schritt für Schritt besprechen anhand eines konkreten Beispiels. Wenn Sie Lust haben und sich auf das Frage-und-Antwort-Spiel einlassen wollen, überlegen Sie sich einfach die Antwort, bevor Sie nachlesen.

Das richtige Vorgehen im Asthmaanfall ohne Angst.

9

Ein günstiger Verlauf

Folgende Situation: Es ist 2.30 Uhr in der Nacht, Sie wachen mit Luftnot auf.

● Was tun Sie als Erstes, wenn Sie Luftnot verspüren?
Richtig. Als Erstes müssen Sie immer Ihren Peak-Flow messen, um den tatsächlichen Grad der Atemwegseinengung festzustellen (Probleme mit der richtigen Antwort? Sie können ja noch mal nachlesen auf Seite 32).

In unserem Beispiel ist der aktuelle Peak-Flow-Wert 250 l/min, der persönliche Bestwert 400 l/min. Außerdem können Sie noch normal sprechen.

● Was folgt nun?
Richtig. Sie inhalieren 2 Hübe eines kurz wirksamen Betamimetikums (Notfall-Spray).

Falsch – was Ihnen im Notfall *nicht* hilft

- Warum inhalieren Sie kein Kortison-Spray bzw. Pulver? Kortison-Spray bzw. Pulver wirkt entzündungshemmend und vorbeugend, es kann die verengten Atemwege nicht erweitern.
- Warum kein lang wirksames Betamimetikum? Lang wirksame Betamimetika sollten vorbeugend eingesetzt werden.
- Warum kein Cromoglicin? Es wirkt nur vorbeugend und kann die Atemwege nicht erweitern.
- Warum keine Theophyllin-Tabletten oder Kapseln? Theophyllin-Tabletten sind Retard-Präparate, die volle Wirkung setzt verzögert ein.
- Warum keine Betamimetikum-Tabletten? Auch dies sind Retard-Präparate.
- Warum keine Anti-Leukotriene? Die Wirkung setzt verzögert ein.

Sie haben jetzt das Notfallspray inhaliert.

● Was tun Sie nach der Inhalation des Betamimetikums (Notfallspray)?
Sie warten 5–10 Minuten und versuchen, ruhig zu atmen. Setzen Sie die »dosierte Lippenbremse« und atemerleichternde Körperstellungen ein.

Es ist jetzt 2.40 Uhr. Sie haben inhaliert, 10 Minuten gewartet und messen jetzt einen Peak-Flow-Wert von 340 l/min (Bestwert 400 l/min).

● Wie interpretieren Sie das?
Nach 10 Minuten ist der Peak-Flow-Wert wieder in der Nähe Ihres persönlichen Bestwertes. Es handelt sich nur um einen leichten Anfall.

● Welche Maßnahmen müssen Sie jetzt noch ergreifen?
Da der Peak-Flow-Wert nach 10 Minuten nahe dem Bestwert ist, brauchen Sie keine zusätzlichen Maßnahmen zu ergreifen. Kontrollieren Sie nochmals zur Sicherheit den Peak-Flow-Wert. Treten bei Ihnen häufiger leichte Asthmaanfälle auf, dann müssen Sie zusammen mit Ihrem Arzt die Therapie überprüfen und verbessern.

Wir haben jetzt den günstigen Verlauf unseres Beispiels besprochen. Aber es passiert auch, dass die Inhalation des Notfallsprays keine Besserung der Atemnot bewirkt.

Ein ungünstiger Verlauf

Es ist 2.40 Uhr, Sie haben vor 10 Minuten Ihr Notfallspray inhaliert und messen einen Peak-Flow-Wert von 230 l/min.

● Wie interpretieren Sie das?
Achtung: Das Notfallspray hat nicht ausreichend gewirkt! Läßt sich die plötzlich aufgetretene Atemnot nicht durch die Inhalation des Notfall-Sprays korrigieren, droht ein schwerer Asthmaanfall. Jetzt müssen Sie frühzeitig andere Medikamente zusätzlich einsetzen.

Wenn das Notfallspray nicht mehr wirkt, droht ein schwerer Anfall.

9

89

● Nochmals 2 Hübe des kurz wirksamen Betamimetikums inhalieren, um die Wirkung zu verstärken.

Keine Zeit verlieren:
Frühzeitig die Kortison-Tablette und das »schnelle« Theophyllin einnehmen.

● Sofort eine Kortison-Tablette in einer Dosis von 40–50 mg, am besten mit einem Glas Wasser, einnehmen. Kortison ist hier lebensrettend, daher keine falsche Sparsamkeit oder Zögern. Es stoppt die Entzündung und macht die Atemwege wieder ansprechbar für die Betamimetika. Bildlich gesprochen, können Betamimetika im Anfall nicht mehr wirken, da der Schlüssel Betamimetikum in den »Beta-Schlössern« klemmt und die Atemwege nicht öffnen kann.

● Außerdem 200 mg eines schnell wirksamen Theophyllins einnehmen, z. B. als Trinkampulle, Tropfen oder Brausetablette. Das »schnelle« Theophyllin wirkt schon nach etwa 10–15 Minuten atemwegserweiternd. Wer dauerhaft Theophyllin einnimmt, braucht bei dieser Dosierung keine gefährlichen Nebenwirkungen zu befürchten.

In unserem Beispiel haben Sie nun das Betamimetikum zum zweiten Mal genommen, gleichzeitig eine 50 mg Kortison-Tablette (Prednisolon) geschluckt und 200 mg einer Theophyllin-Lösung getrunken. Nach 15 Minuten, also um 2.55 Uhr, messen Sie einen Peak-Flow-Wert von 320 l/min.

● Wie ist das zu interpretieren?
Es zeigt sich eine deutliche Besserung, das Betamimetikum und das Theophyllin haben gewirkt, zudem wird auch die Kortison-Tablette bald ihr Wirkungsmaximum erreichen. Nehmen Sie am nächsten Morgen nochmals 40 bis 50 mg Kortison und suchen Sie unbedingt Ihren Arzt auf, um das weitere Vorgehen zu besprechen.

● Und wenn keine Besserung eingetreten ist?
Rufen Sie sofort den Notarzt, denn der Anfall kann lebensbedrohlich sein.

9

Zusammenfassung: Vorgehen beim leichten bis mittelschweren Asthmaanfall

(Peak-Flow-Wert noch über 50 % des persönlichen Bestwertes, normales Sprechen noch möglich):

1 Peak-Flow messen.
2 Sofort 2 Hübe des »Notfall-Sprays«.
  • 5–10 min warten;
  • »Dosierte Lippenbremse«, atemerleichternde Köperhaltung einsetzen.
3 Peak-Flow messen:
  • Besserung: Der leichte Anfall wurde beherrscht.
  • Keine Besserung: Ein schwerer Anfall droht!
4 Nochmals 2 Hübe des »Notfall-Sprays«
  und eine 40–50 mg Kortison-Tablette
  und eine 200 mg Theophyllin-Trinkampulle (oder Brausetablette, Tropfen).
  • 5–10 min warten;
  • Besserung: Der Anfall wurde beherrscht!
  • Keine Besserung: Lebensbedrohlicher Anfall! Notarzt rufen (Telefon 112 oder 19222)

Nach den Empfehlungen der Deutschen Atemwegsliga

Der schwere bis lebensbedrohliche Anfall

Es gibt schwere Asthmaanfälle mit stärkster Luftnot, dass Sie kaum noch sprechen können. Eine Peak-Flow-Messung ist dann meist nicht mehr möglich. Hier ist es entscheidend, dass möglichst schnell der Notarzt gerufen wird.

Atemnot und normales Sprechen nicht mehr möglich – ein lebensbedrohlicher Anfall droht.

9

Zusammenfassung: Vorgehen beim schweren bis lebensbedrohlichen Asthmaanfall

(normales Sprechen nicht mehr möglich, Peak-Flow-Wert unter 100 l/min)

❶ Sofort 4 Hübe des »Notfallsprays«, möglichst mit Inhalationshilfe. Können Sie nicht mehr inhalieren, sprühen Sie die 4 Hübe auf die Wangenschleimhaut.
  • maximal 5 min warten;
  • »Dosierte Lippenbremse«, atemerleichternde Köperhaltung einsetzen.

❷ Keine Besserung: Schwerer lebensbedrohlicher Anfall!
  • nochmals 4 Hübe des »Notfallsprays«;
  • 80–100 mg Kortison-Tabletten;
  • 200 mg Theophyllin-Trinkampulle (oder Brausetablette, Tropfen).
  • sofort Notarzt rufen (Telefon 112 oder 19222).

9

10 Wichtiges in Stichworten

Alternative Behandlungsmöglichkeiten

Um alle bekannten alternativen Behandlungsmöglichkeiten zu bewerten, fehlt uns hier der Platz. Meist liegen hieb- und stichfeste Belege für die Wirksamkeit nicht vor. Wenn Sie sich mit dem Gedanken tragen, andere, nicht-schulmedizinische Heilverfahren einzusetzen, sollten Sie einige Grundsätze beherzigen. Misstrauen Sie jedem, der vor einer vermeintlich erfolgreichen Behandlung fordert, alle bisherigen Asthmamedikamente abzusetzen. Erkundigen Sie sich nicht nur nach den Wirkungen, sondern auch nach den Nebenwirkungen und Gefahren der vorgeschlagenen Therapie. Achten Sie auch auf die Qualifikation des Therapeuten, am besten sind Sie noch bei einem Arzt aufgehoben, der die Zusatzbezeichnung »Naturheilverfahren« führt.

> Die Wirkung alternativer Therapien ist meist wissenschaftlich nicht belegt.

Rehabilitation

Der Aufenthalt in einer Rehabilitationsklinik ist wichtig für die erfolgreiche Behandlung der Erkrankung. Verwechseln Sie bitte nicht den Begriff »Kur« mit einer Rehabilitation, denn eine effektive Rehabilitation verlangt aktive Mitarbeit von Ihnen. Beachten Sie bei der Wahl der Klinik – ggf. muss auch die Krankenkasse darauf hingewiesen werden –, dass eine für Lungenerkrankungen spezialisierte Fachklinik gewählt wird, die neben einer Patientenschulung auch Atemtherapie, physikalische Verfahren und, falls erforderlich, auch psychosomatische Verfahren anbietet.

> Eine Rehabilitation ist kein Urlaub.

10

Reiseapotheke

Vergessen Sie nicht, auch Peak-Flow und Tagebuch mitzunehmen.

Jeder sollte auf Reisen eine kleine Apotheke mit sich führen, aber gerade bei einem Asthmatiker darf einiges nicht fehlen:

- Medikamente der Asthma-Dauertherapie in ausreichender Menge;
- Kortison-Tabletten, um eine Kortison-Stoßtherapie vollständig durchführen zu können (z. B. 20 Tabletten mit 20 mg Prednisolon);
- Antibiotika, um einen bakteriellen Bronchialinfekt wirksam behandeln zu können;
- aufgefüllte Notfallbox (Theophyllin-Trinkampulle, Kortison-Tabletten);
- ggf. antiallergische Medikamente bei Allergikern (z. B. Antihistaminikum);
- ggf. weitere Medikamente zur Dauerbehandlung anderer Erkrankungen (z. B. Hypertonie);
- ggf. Medikamente zur Therapie typischer »Reisekrankheiten« (z. B. Durchfallerkrankungen);
- Peak-Flow-Meter und Tagebuch.

Urlaubsplanung

Urlaub heißt nicht Urlaub von der Asthmatherapie: Vergessen Sie nicht, Ihre Medikamente zuverlässig einzunehmen.

Allergenarme Gebiete finden sich an der See oder im Hochgebirge, wobei die Hochgebirge zudem frei von Hausstaubmilben sind. Empfehlungen für besondere klimatische Veränderungen, gerade auch unter dem Aspekt der Luftfeuchtigkeit, sind schwierig, da es hier ausgeprägte individuelle Verträglichkeiten gibt. Berücksichtigen Sie bei der Wahl des Urlaubsorts auch den Standard der medizinischen Versorgung im Urlaubsland.

Denken Sie an die Reiseversicherungen (Reiserücktritts- und Rückholversicherung), zudem an die notwendigen Impfungen und an landestypische Infektionskrankheiten (z. B. Malaria, Hepatitis A etc.).

10

Asthma und Schwangerschaft

Während einer Schwangerschaft verbessert sich das Asthma in rund einem Drittel der Fälle, bei einem Drittel kommt es zu einer Verschlechterung, beim letzten Drittel bleibt die Erkrankung stabil. Die wichtigsten Ziele sind die Geburt eines gesunden Kindes und der Schutz der Mutter. Ein schlecht eingestelltes Asthma hat nicht nur für die Mutter, sondern besonders für das Kind fatale Folgen. Bewährt hat es sich, wenn ein erfahrener Lungenfacharzt die ärztliche Betreuung übernimmt.

Asthma und Schwangerschaft, heute kein Problem mehr.

In der Schwangerschaft gilt, so wenig Medikamente wie möglich, so viele wie unbedingt nötig einzunehmen. Entscheidend ist, dass die Erkrankung zum Schutz von Mutter und Kind stabil eingestellt ist. Es ist grundlegend falsch, alle Asthma-Medikamente abzusetzen, weil man Schäden für das Kind befürchtet. Keine Gefahr besteht bei den kurz wirksamen Betamimetika und dem Theophyllin, wenn man die Dosierungen beachtet. Wenig Erfahrungen liegen bei den lang wirksamen Betamimetika vor, ungefährlich ist das Kortison zur Inhalation. Zurückhaltung ist bei Kortison-Tabletten gerade in den ersten drei Monaten der Schwangerschaft geboten, hingegen ist oft um den Geburtstermin herum eine Kortison-Therapie mit Tabletten erforderlich.

10

Hier finden Sie Ihr Medikament

Diese Liste soll Ihnen helfen, sich in dem »Wirrwar« der Medikamenten-Namen zurechtzufinden. Suchen Sie einfach den Namen Ihres Medikamentes, dann können Sie es auch der entsprechenden Wirkstoffgruppe zuordnen (Aufzählung in alphabetischer Reihenfolge).

Betamimetika – kurz wirksames Spray bzw. Pulver (»Notfall-Spray«)

Handelsname	Wirkstoff	Handelsname	Wirkstoff
Aerodur	Terbutalin	Pädiamol	Salbutamol
Apsomol	Salbutamol	Pentamol	Salbutamol
Asthma-Spray ct	Salbutamol	Salbu Easyhaler	Salbutamol
Berotec	Fenoterol	Salbu ...	Salbutamol
Bricanyl	Terbutalin	Salbulair	Salbutamol
Bronchospasmin	Reproterol	Salbutamol	Salbutamol
Bronchospray	Salbutamol	Sultanol	Salbutamol
Cyclocaps Salbutamol	Salbutamol	Ventilastin Novolizer	Salbutamol
Epaq	Salbutamol		

Betamimetika – lang wirksames Spray bzw. Pulver

Handelsname	Wirkstoff	Handelsname	Wirkstoff
Aeromax	Salmeterol	Foradil	Formoterol
Serevent	Salmeterol	Oxis	Formoterol

Betamimetika – Retard-Tabletten

Handelsname	Wirkstoff	Handelsname	Wirkstoff
Apsomol	Salbutamol	Butalitab	Terbutalin
Asthmalitan	Salbutamol	Contraspasmin	Clenbuterol
Arubendol	Terbutalin	Loftan	Salbutamol
Asthmo-Kranit	Terbutalin	Salbuhexal	Salbutamol
Asthmoprotect	Terbutalin	Salbutamol Atid	Salbutamol
Atenos	Tulobuterol	Salmundin	Salbutamol
Bambec	Bambuterol	Spiropent	Clenbuterol
Brelomax	Tulobuterol	Terbul	Terbutalin
Bricanyl-Duriles	Terbutalin	Terbutalin	Terbutalin
Bronchospasmin	Reproterol	Terbuturmant	Terbutalin
Butaliret	Terbutalin	Volmac	Salbutamol

Parasympatholytika – Spray bzw. Pulver

Handelsname	Wirkstoff	Handelsname	Wirkstoff
Atrovent	Ipratropiumbromid	Spiriva	Tiotropiumbromid
Ventilat	Oxitropiumbromid		

Theophyllin – Retard-Tabletten

Handelsname	Wirkstoff	Handelsname	Wirkstoff
Aerobin	Theophyllin	Duraphyllin	Theophyllin
Afonilum	Theophyllin	Euphylong	Theophyllin
Afpred	Theophyllin	Euspirax	Theophyllin
Aminophyllin	Aminophyllin	Flui-Theophyllin	Theophyllin
Bronchoretard	Theophyllin	Perasthman	Theophyllin
Contiphyllin	Theophyllin	Phyllotemp	Aminophyllin
Cronasma	Theophyllin	Pulmidur	Theophyllin

11

Fortsetzung: Theophyllin – Retard-Tabletten

Handelsname	Wirkstoff	Handelsname	Wirkstoff
Pulmo-Timelets	Theophyllin	Theophyllin ...	Theophyllin
Solosin retard	Theophyllin	Tromphyllin	Theophyllin
Theo	Theophyllin	Unilair	Theophyllin
Theolair	Theophyllin	Uniphyllin	Theophyllin

Theophyllin – schnell wirksame Form

Handelsname	Wirkstoff	Handelsname	Wirkstoff
Solosin Trinkampulle	Theophyllin	Euphylong quick	Theophyllin
Solosin Tropfen	Theophyllin		

Cromoglicin/Nedocromil

Handelsname	Wirkstoff	Handelsname	Wirkstoff
Acecromol	Cromoglicin	Flui-DNCG	Cromoglicin
Cromoglicin ...	Cromoglicin	Halamid	Nedocromil
Cromohexal	Cromoglicin	Intal	Cromoglicin
Cromolind	Cromoglicin	Pädiacrom	Cromoglicin
Cromopp	Cromoglicin	Pentatop	Cromoglicin
Cromo ...	Cromoglicin	Pulbil	Cromoglicin
Diffusyl	Cromoglicin	Tilade	Cromoglicin
DNCG ...	Cromoglicin	Vividrin	Cromoglicin

Anti-Leukotriene

Handelsname	Wirkstoff	Handelsname	Wirkstoff
Singulair	Montelukast		

11

Kortison-Spray bzw. Pulver

Handelsname	Wirkstoff	Handelsname	Wirkstoff
AeroBec	Beclometason	Cyclocabs Beclometason	Beclometason
Atemur	Fluticason	Cyclocabs Budesonid	Budesonid
Beclomet Easyhaler	Beclometason	Flutide	Fluticason
Becloturmant	Beclometason	Inhacort	Flunisolid
Benosid	Budesonid	Junik	Beclometason
Bronchocort	Beclometason	Miflonide	Budesonid
Budapp	Budesonid	Novopulmon	Budesonid
Budecort Budesonid	Budesonid	Pulmicort	Budesonid
Budefat	Budesonid	Respicort	Budesonid
Budes	Budesonid	Sanasthmax, Sanasthmyl	Beclometason
Budesonid ...	Budesonid	Ventolair	Beclometason
Budon	Budesonid	Viarox	Beclometason

Kortison-Tabletten

Handelsname	Wirkstoff	Handelsname	Wirkstoff
Decortin	Prednison	Predni-M-Tablinen	Methylprednisolon
Duraprednisolon	Prednisolon	Prednisolon ...	Prednisolon
Hefasolon	Prednisolon	Prednison ...	Prednison
Medrate	Methylprednisolon	Predni-Tablinen	Prednison
Methylprednisolon ...	Methylprednisolon	Syntestan	Cloprednol
Metypred	Methylprednisolon	Urbason	Methylprednisolon
Metysolon	Methylprednisolon	Ultralan	Fluocortolon
Predni-H-Tablinen	Prednisolon		

11

Kombinationen – Spray bzw. Pulver

Cromoglicin und kurz wirksames Betamimetikum

Handelsname	Wirkstoff
Aarane	Cromoglicin und kurz wirksames Betamimetikum Reproterol
Allergospasmin	Cromoglicin und kurz wirksames Betamimetikum Reproterol
Ditec	Cromoglicin und kurz wirksames Betamimetikum Fenoterol

Kurz wirksames Betamimetikum und Parasympatholytikum

Handelsname	Wirkstoff
Berodual	Kurz wirksames Betamimetikum Fenoterol und Parasympatholytikum Ipratropiumbromid

Lang wirksames Betamimetikum und Kortison

Handelsname	Wirkstoff
Atmadisc	Lang wirksames Betamimetikum Salmeterol und Kortisonpräparat Fluticason
Symbicort	Lang wirksames Betamimetikum Formoterol und Kortisonpräparat Budesonid
Viani	Lang wirksames Betamimetikum Salmeterol und Kortisonpräparat Fluticason

11

Inhalationssysteme in alphabetischer Reihenfolge

Aerolizer

❶ Inhalation vorbereiten:
- Verschlusskappe des Aerolizers abziehen. Aerolizer öffnen, indem der obere Teil in Pfeilrichtung, also gegen den Uhrzeigersinn gedreht wird.
- Kapsel in die Vertiefung legen und das Mundstück in die entgegengesetzte Richtung drehen, bis es hörbar einrastet.
- Zum Aufstechen der Kapsel den Aerolizers aufrecht halten und die Bedienungsknöpfe gleichzeitig drücken. Nach dem knackenden Geräusch die Knöpfe wieder loslassen.

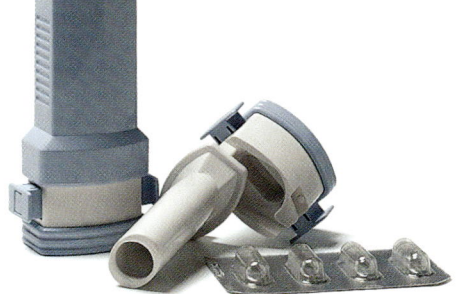

❷ Ausatmen:
- Langsam und entspannt ausatmen.

❸ Einatmen:
- Mundstück mit den Lippen fest umschließen.
- Rasch, kräftig und möglichst tief einatmen (Erfolgskontrolle: surrendes Geräusch).
- Atem anhalten für etwa 5–10 Sekunden.

Abb. 27: Aerolizer

❹ Ausatmen:
- Langsam ausatmen, bevorzugt über die Nase oder mit »Lippenbremse«.
- Zum Schluss prüfen, ob noch Pulver in der Kapsel übrig geblieben ist. Wenn ja, Inhalation wiederholen. Wenn nein, die leere Kapsel entfernen und Gerät wieder verschließen.

11

Autohaler

❶ Inhalation vorbereiten:
- Schutzkappe von hinten nach vorne abdrücken.
- Autohaler zwischen Daumen und Mittel- oder Zeigefinger halten (»Daumen und Mundstück unten«).
  - Kräftig schütteln (entfällt bei Ventolair).
  - Hebel mit Daumen nach oben drücken.

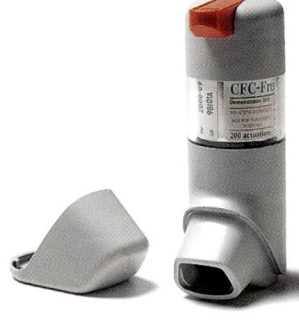

❷ Ausatmen:
- Langsam und entspannt ausatmen.

❸ Inhalation auslösen und einatmen:
  - Mundstück mit den Lippen gut umschließen.
  - Langsam und möglichst tief einatmen.
  - Nicht erschrecken: Ein Schnappgeräusch zeigt lediglich die atemzugsgesteuerte Wirkstofffreigabe an.

Abb. 28: Autohaler
- Atem anhalten für etwa 5–10 Sekunden.

❹ Ausatmen:
- Langsam ausatmen, bevorzugt über die Nase oder mit »Lippenbremse«.
- Schutzkappe wieder aufstecken.

Diskus

❶ Inhalation vorbereiten:
- Diskus öffnen durch Wegschieben des Daumengriffes, bis Mundstück und Hebel erscheinen.
- Diskus spannen durch Wegschieben des Hebels, bis ein Klicken zu hören ist.

❷ Ausatmen:
- Langsam und entspannt ausatmen.

❸ Einatmen:
- Mundstück mit den Lippen fest umschließen.

11

- Rasch, kräftig und möglichst tief einatmen, Atem anhalten für etwa 5–10 Sekunden.

❹ Ausatmen:
- Langsam ausatmen, bevorzugt über die Nase oder mit »Lippenbremse«.
- Diskus schließen durch Zurückschieben des Daumengriffes.
- Wenn Sie eine zweite Inhalation durchführen wollen, beginnen Sie wieder von vorne.
- Ein Zählwerk zeigt an, wie viele Inhalationen der Diskus noch enthält.

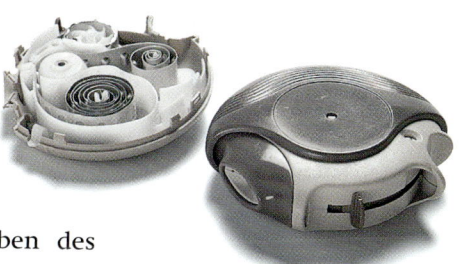

Abb. 29: Diskus

EasyHaler

❶ Inhalation vorbereiten:
- EasyHaler vor jedem Hub einmal schütteln, Gerät dabei senkrecht halten (wichtig für die korrekte Dosierung).
- Schutzkappe vom Mundstück abziehen.
- Einmal drücken und anschließend loslassen.

❷ Ausatmen:
- Langsam und entspannt ausatmen.

❸ Einatmen:
- Mundstück mit den Lippen fest umschließen.
- Rasch, kräftig und möglichst tief einatmen, Atem anhalten für etwa 5–10 Sekunden.
- Mundstück aus dem Mund nehmen.

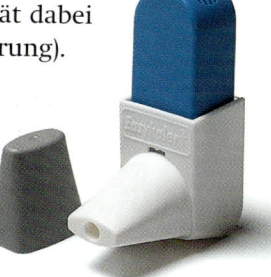

Abb. 30: EasyHaler

❹ Ausatmen:
- Langsam ausatmen, bevorzugt über die Nase oder mit »Lippenbremse«.
- Schutzkappe wieder aufsetzen.

11

Inhalator M

❶ Inhalation vorbereiten:

- Vor Gebrauch müssen Sie das Vorratsmagazin füllen: Zuerst wird das Mundstück aufgeklappt, dann das Magazin angehoben und gedreht, bis die Zahl 6 über der Markierung steht. Jetzt wird das Magazin mit den Inhaletten gefüllt.
  - Um die Kapsel zu zerdrücken und den Wirkstoff freizusetzen, müssen Sie vor der Inhalation bei senkrechtem Gerät den weißen Knopf bis zum Anschlag drücken und danach wieder loslassen.

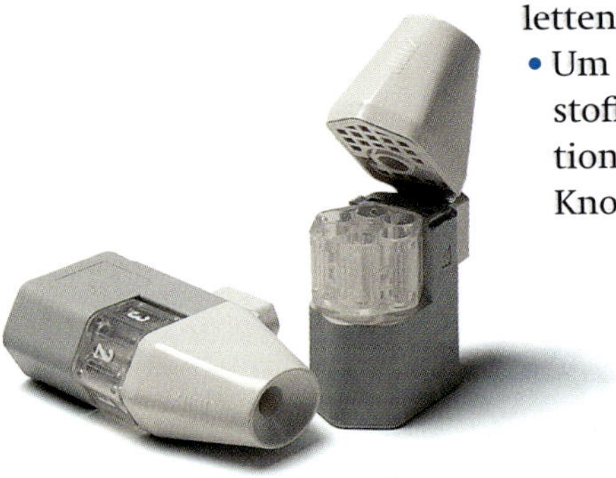

❷ Ausatmen:
- Langsam und entspannt ausatmen.

❸ Einatmen:
- Mundstück mit den Lippen fest umschließen.

Abb. 31: **Inhalator M**

- Rasch, kräftig und möglichst tief einatmen. Diesen Vorgang sollten Sie dreimal wiederholen, um die Inhalette vollständig zu leeren. Atem anhalten für etwa 5–10 Sekunden.
- Mundstück aus dem Mund nehmen.

❹ Ausatmen:
- Langsam ausatmen, bevorzugt über die Nase oder mit »Lippenbremse«.
- Nach der Inhalation drehen Sie die Trommel im Uhrzeigersinn weiter, bis diese hörbar einrastet. Wenn über der Markierung die Ziffer 1 erscheint, steht nur noch eine Inhalette zur Verfügung.

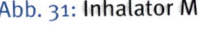

11

Novolizer

❶ **Inhalation vorbereiten**:
- Entfernen Sie zunächst die Schutzkappe durch leichtes Zusammendrücken auf der Seite und Abziehen nach vorne.
- Drücken Sie die farbige Dosiertaste bis zum Anschlag kräftig nach unten: Sie hören ein Klicken und die Farbe des Kontrollfensters wechselt von rot nach grün. Vergessen Sie nicht, die Taste wieder loszulassen.

❷ **Ausatmen**:
- Langsam und entspannt ausatmen, keinesfalls in den Pulverinhalator.

❸ **Einatmen**:
- Mundstück mit den Lippen fest umschließen.
- Rasch, kräftig und möglichst tief einatmen. Ein Klicken zeigt die korrekte Inhalation an, außerdem wechselt die Farbe in dem Kontrollfenster. Atem anhalten für etwa 5–10 Sekunden.
- Mundstück aus dem Mund nehmen.

❹ **Ausatmen**:
- Langsam ausatmen, bevorzugt über die Nase oder mit »Lippenbremse«. Nicht in das Gerät blasen.
- Nach der Inhalation setzen Sie die Schutzkappe wieder auf das Mundstück.
- Das Zählwerk zeigt die noch vorhandenen Einzeldosen an: Wenn eine schraffierte Null erscheint, muss eine neue Einzelpatrone eingesetzt werden.

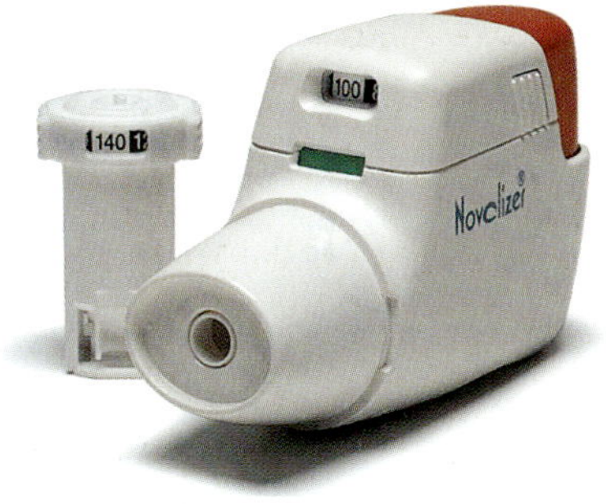

Abb. 33: Novolizer

11

Turbohaler

❶ Inhalation vorbereiten:
- Schutzkappe abschrauben.
    - Turbohaler senkrecht halten, sonst sind Fehldosierungen möglich, dann den Dosierring einmal hin- und herdrehen. Das Klicken zeigt die korrekte Befüllung an.

❷ Ausatmen:
- Langsam und entspannt ausatmen.

❸ Einatmen:
- Gerät waagrecht halten.
- Mundstück mit den Lippen fest umschließen.
- Kräftig und möglichst tief einatmen. Atem anhalten für etwa 5–10 Sekunden.
- Mundstück aus dem Mund nehmen.

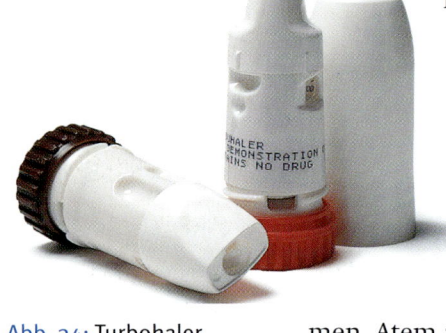

Abb. 34: Turbohaler

❹ Ausatmen:
- Langsam ausatmen, bevorzugt über die Nase oder mit »Lippenbremse«.
- Schutzkappe wieder aufschrauben.
- Die rote Reserveanzeige beim Turbohaler zeigt die letzten 20 Dosen an. Der neue Turbohaler, erkennbar an dem schmaleren Mundstück, hat ein Zählwerk. Das Geräusch beim Schütteln entsteht durch das Trocknungsmittel und lässt keine Rückschlüsse auf die noch vorhandene Wirkstoffmenge zu.

Dosieraerosol (Spray):

❶ Inhalation vorbereiten:
- Schutzkappe entfernen.
- Dosieraerosol zwischen Daumen und Mittel- oder Zeigefinger halten (»Daumen und Mundstück unten«) und kräftig schütteln.

❷ Ausatmen:
- Langsam und entspannt ausatmen, Mundstück mit den Lippen gut umschließen.

❸ Inhalation auslösen und einatmen:
- Kopf leicht zurückneigen.
- Langsam und möglichst tief einatmen, gleichzeitig den Sprühstoß auslösen, indem der Metallbehälter nach unten gedrückt wird.
- Atem anhalten für etwa 5–10 Sekunden.

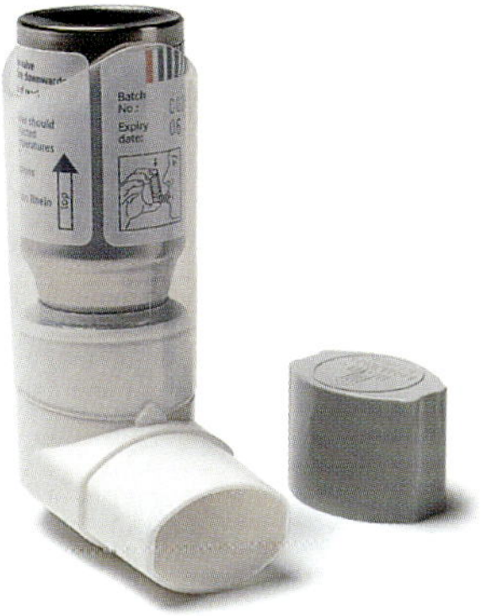

❹ Ausatmen:
- Langsam ausatmen, bevorzugt über die Nase oder mit »Lippenbremse«.
- Schutzkappe wieder auf das Dosieraerosol aufstecken.
- Zur Übung der korrekten Anwendung gibt es Trainingsgeräte (z. B. Vitalograph), die Ihnen automatisch anzeigen, welche Fehler Sie machen.

Abb. 35: Dosieraerosol

11

Inhalationshilfen (z. B. Aerochamber Expander, Fisonair, Inhacort Spacer, Nebulator, Viarox Spacer, Volumatic, Rondo):

❶ Inhalation vorbereiten:
- Inhalationshilfe zusammenstecken.
- Schutzkappe des Dosieraerosols entfernen.
- Dosieraerosol zwischen Daumen und Mittel- oder Zeige-finger halten (»Daumen und Mundstück unten«) und kräftig schütteln.
  - Mundstück des Dosieraerosols in den Spacer ein-stecken.

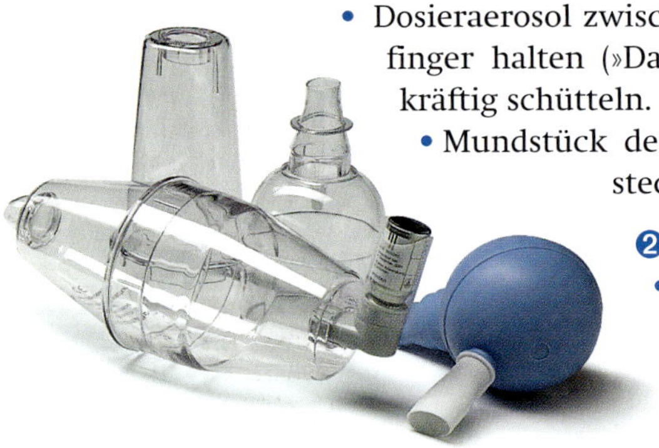

❷ Ausatmen:
- Langsam und entspannt ausatmen.
  - Kopf leicht zurückneigen.

❸ Inhalation auslösen und einat-men:
- Sprühstoß auslösen, indem der Metallbehälter nach unten gedrückt wird.
- Mundstück mit den Lippen fest umschließen, ggf. vorher Schutzkappe abnehmen.
- Substanznebel aus dem Spacer sofort langsam und mög-lichst tief einatmen. Atem anhalten für etwa 5–10 Se-kunden.

Abb. 36: Inhala-tionshilfen (Spacer)

❹ Ausatmen:
- Langsam ausatmen, dabei muss der Spacer nicht abge-setzt werden, denn die Ein- und Ausatmung kann über das Mundstück mit Ventil erfolgen (Ausnahme: Spacer ohne Ventil).
- Spacer und Dosieraerosol trennen, Schutzkappe wieder auf das Dosieraerosol aufstecken.

11

Wichtige Adressen

ADIZ
Allergie, Dokumentations-
und Informationszentrum
Burgstr. 12,
33175 Bad Lippspringe
Tel: 05252/954502
www.adiz.de

Aktionsbündnis Allergie-
prävention ab[a]p
Koordinierungsstelle c/o
Bundesministerium für Ge-
sundheit
Am Probsthof 78a,
53121 Bonn
Tel: 01888/4413135

Allergie- und umweltkrankes
Kind e.V.
Westerholter Str. 142,
45892 Gelsenkirchen
Tel: 0209/30535

Arbeitsgemeinschaft aller-
giekrankes Kind e.V.
Nassaustr. 32,
35745 Herborn
Tel: 02772/92870
www.aak.de

Arbeitsgemeinschaft Lungen-
sport in Deutschland
Wormser Str. 81,
55276 Oppenheim
Tel: 06133/2023
www.lungensport.org

Bundeszentrale für
gesundheitliche Aufklärung
Postfach 910152,
51071 Köln
Tel: 0221/89920
www.bzga.de

Deutsche Atemwegsliga e.V.
Geschäftsstelle
Burgstr. 12,
33175 Bad Lippspringe
Tel: 05252/933615
www.atemwegsliga.de

Deutsche Lungenstiftung e.V.
Podbielskistr. 380,
30659 Hannover
Tel: 0511/9063347
www.lungenstiftung.de

Deutscher Allergiker- und
Asthmatikerbund e.V.
Bundesgeschäftsstelle
Hindenburgstr. 110,
41061 Mönchengladbach
Tel: 02161/814940
www.daab.de

Gemeinschaft bronchialkran-
ker Kinder und Jugendlicher
Rheinstr. 7,
76287 Rheinstetten,
Tel: 07242/6855

Patientenliga Atemwegs-
erkrankungen e.V.
Geschäftsstelle PCM
Wormser Str. 81,
55276 Oppenheim
Tel: 06133/3543
www.patientenliga-atem-
weg.de

Stiftung Deutscher Pollen-
informationsdienst
Burgstr. 12,
33175 Bad Lippspringe
Tel: 05252/52081

11

Wichtige Links im Internet

Die aufgeführten Seiten sind teils in englischer Sprache. Aufgrund des Urteils des LG Hamburg vom 12.05.98 müssen wir uns von den Inhalten der aufgeführten Links distanzieren.

www.aaaai.org
American Academy of
Allergy, Asthma and
Immunology

www.aafa.org
Asthma and Allergy
Foundation of America

www.aak.de
Arbeitsgemeinschaft
Allergiekrankes Kind e.V.

www.afgis.de
Aktionsforum Gesundheits-
informationsdienste

www.adiz.de
Allergie, Dokumentations-
und Informationszentrum
ADIZ

www.allergie-info.de
Pollenflugvorhersagen
u.v.m.

www.allergy.mcg.edu
American College of
Allergy, Asthma and
Immunology

www.astamedica-med.de
Pollenwarndienst per e-mail

www.asthma.ca
Asthma Society of Canada

www.asthma.org.uk
National Asthma Campaign

www.asthmaallstars.com
Asthma und Sport

www.asthmaguide.net
A Parents‹ Guide to Asthma
Websites

www.asthmalearninglab.com
Informationen zum Thema
Asthma

www.asthmaschulung.de
Arbeitsgemeinschaft
Asthma-Schulung im
Kindes- und Jugendalter

www.atemwegsliga.de
Deutsche Atemwegsliga

www.bzga.de
Bundeszentrale für gesundheitliche Aufklärung

www.cdc.gov
Center For Disease Control

www.daab.de
Homepage Deutscher Aller-
giker- und Asthmatiker-
bund e.V.

www.foodallergy.org
The Food Allergy Network

www.luft-zum-leben.de
Hilfreiche Informationen
und Tipps zum Thema
Asthma

www.lungensport.org
Arbeitsgemeinschaft
Lungensport in Deutschland

www.lungenstiftung.de
Deutsche Lungenstiftung

www.lungentag.de
Informationen zum
Deutschen Lungentag

www.lungusa.org
American Lung Association

www.milbenforschung.de
Informationen zum Thema
Milben

www.neomedicus.md
Informationen zum Thema
Asthma

www.nasa-online
Informationen und
Updates rund um das
NASA-Programm

www.nationaljewish.org
National Jewish Medical &
Research Center

www.nhlbi.nih.gov
National Asthma Education
Program Information
National Heart, Lung, and
Blood Association

www.patientenliga-atem-
weg.de
Homepage Patientenliga
Atemwegserkrankungen

www.rauchfrei.de
Informationen über
das Rauchen, Apotheker
Werner Graef, Schwandorf

www.worldallergy.org
World Allergy Organization

11

Die Deutsche Atemwegsliga e.V. stellt sich vor

Aufgaben

Fortbildung, Information, Qualitätssicherung

Die Deutsche Atemwegsliga besteht seit 1979

Einige ihrer Aufgaben:
Fortbildung von Ärzten, Information von Patienten und der Öffentlichkeit, Unterstützung von Programmen zur Prophylaxe und Früherkennung.

Die Deutsche Atemwegsliga wendet sich an alle Ärzte, die Patienten mit Atemwegserkrankungen versorgen, und an interessierte Patienten. Ihre vorrangige Aufgabe ist es, neue wissenschaftliche Erkenntnisse in die Praxis umzusetzen. Durch Empfehlungen, die von Expertengruppen erarbeitet werden, durch Vorträge, Seminare, Beratung von Selbsthilfegruppen und intensive Öffentlichkeitsarbeit sollen Standards für Prophylaxe, Diagnostik, Therapie und Rehabilitation von Atemwegserkrankungen etabliert werden.

Expertengruppen erarbeiten Empfehlungen

Zu folgenden Themen sind aktuelle Empfehlungen oder Positionspapiere publiziert:

- Asthmatherapie bei Kindern und Erwachsenen
- Asthma-Tagebuch für Erwachsene
- Asthma-Tagebuch für Kinder
- Asthma-Pass
- Asthmabehandlung in der Schwangerschaft
- Chronisch obstruktive Bronchitis und Lungenemphysem
- Bronchiale Infektionen
- Cor pulmonale
- Patiententraining bei obstruktiven Atemwegserkrankungen
- Theophyllin
- Alternativ-Methoden

Seminare und Kongresse

Die Deutsche Atemwegsliga beteiligt sich an Kongressen, organisiert Seminare und Fortbildungsveranstaltungen.
Den aktuellen Veranstaltungsplan erfahren Sie über unsere Geschäftsstelle oder unter: http://www.atemwegsliga.de

Mitglieder

Mitglieder können natürliche und juristische Personen werden, die die Aufgaben der Atemwegsliga unterstützen wollen.

Der jährliche Mindestbeitrag liegt zurzeit bei 50,- DM.

Patienten können beitragsfrei Mitglied werden.

Firmen überweisen im Allgemeinen einen höheren Betrag.

Adressen

Vorsitzender
Prof. Dr. Heinrich Worth
Klinikum Fürth
Jakob-Henle-Straße 1
90776 Fürth
Telefon 09 11 / 7 58 01 01

Koordinatorin
Dr. Uta Butt
Obergasse 26 B
61203 Dorn-Assenheim
Telefon 0 60 35 / 8 91 90
Telefax 0 60 35 / 8 91 96

Geschäftsstelle
Burgstraße 12
33175 Bad Lippspringe
Telefon 0 52 52 / 93 36 15
Telefax 0 52 52 / 93 36 16

Internet: http://www.atemwegsliga.de
E-Mail:
Atemwegsliga.U.Butt@t-online.de
Atemwegsliga.Lippspringe@t-online.de

Stichwortverzeichnis